U0003898

CARE
Good Care ,
Good Living

CARE

Good Care ,
Good Living

CARE
Good Care ,
Good Living

CARE
Good Care ,
Good Living

CARE
Good Care ,
Good Living

care 31

生死謎藏 3
紅色的小行李箱

作　　者：黃勝堅・臺大醫院金山分院醫療團隊
責任編輯：劉鈴慧
美術設計：何萍萍
插　　畫：小瓶仔
校　　對：陳佩伶
法律顧問：全理法律事務所董安丹律師
出 版 者：大塊文化出版股份有限公司
　　　　　臺北市10550南京東路四段25號11樓
　　　　　www.locuspublishing.com
讀者服務專線：0800-006689
TEL：(02) 87123898　FAX：(02) 87123897
郵撥帳號：18955675
戶　　名：大塊文化出版股份有限公司
版權所有　翻印必究

總 經 銷：大和書報圖書股份有限公司
地　　址：新北市新莊區五股工業區五工五路2號
　　　　　TEL：(02) 89902588 (代表號)　FAX：(02) 22901658
製　　版：瑞豐實業股份有限公司
初版一刷：2014年4月
定　　價：新台幣 280 元
ISBN：978-986-213-520-4
Printed in Taiwan

生死謎藏 3
紅色的小行李箱

作者：黃勝堅
臺大醫院金山分院醫療團隊

目錄

這紅色的小行李箱，
不是拿來旅行用的，
它的每一次開闔，
都領著我們更懂得醫病之間互動的心意相通！

每當我們穿上「金健康」的工作背心，
準備出門照顧病患前，
都不忘細心將紅色小行李箱再好好檢視一番，
生怕少了一樣醫材或用物，
會讓居家照顧病人多受等待、折騰之苦。

這紅色的小行李箱，
讓我們在照護病人的奔波中，
持續點燃源源不絕的熱情，
在不可挽回的醫療極限中，
能勇敢無悔的再邁步向前行！

序

社區中的終極關懷與實踐

謝博生 / 臺大醫學院名譽教授

臺灣於二十世紀九〇年代進入高齡化社會，老人醫療照護成為大家關心的課題，其中生命末期照護是重要的一環。

過去由於文化、習俗的影響，民眾避談死亡，家人隱藏病情，醫師重視延命醫療，在臺灣推動生命末期照護曾經遭遇諸多困難。好在近年來，由於各醫療機構安寧照護病房陸續成立，加上相關的立法以及熱心人士對於「善終」觀念的倡導，死亡相關議題在醫院進行的生命末期照護中逐漸受到重視，但是在家庭、社區進行的生命末期照護仍然有待推展。

黃勝堅教授是最先在我國推動家庭、社區型生命末期照護的先驅，2009 年，他擔任臺大醫院雲林分院外科主任期間，就開始在雲林地區試辦社區安寧照護，最初以醫

院、護理之家、養護機構、居家護理所收個案為對象，提供安寧照護及靈性關懷，建立了本土化的模式。

2011 年，他接任臺大醫院金山分院院長以後，率先帶領院內同仁，將本土化的社區安寧照護模式在金山北海岸地區推廣，獲得很好的迴響。

黃勝堅院長提倡在家庭、社區給予末期病人積極的全人關懷，盡可能幫助病人在臨終前的數日、數星期間，減輕煩惱和痛苦，能在家中好好地活過每一天，在家人陪伴下，使他們的內心得到安詳平靜，提供他們通往另一個屬於靈魂的世界的心理準備。黃院長建立的本土化社區安寧療護模式，不只是珍重人的生命，還顧及如何維持人的生命品質，讓人在抵達生命終站時能獲得溫暖與慰藉。

過去幾年，我因從事醫學人文教育工作，而有機會與聞黃院長在金山地區推展社區安寧照護的情況，深深體會到推動此一工作在醫學教育領域的重要性，對於黃院長及金山醫院醫護團隊在這方面的努力及貢獻，極為敬佩。

本書記錄了金山醫院醫護團隊在黃院長領導下推動社區生命末期照護、偏鄉醫療及社區衛教的一些故事，內容平易近人，充滿了溫馨關懷，令人感動。我相信本書的出

版，將能讓一般民眾及醫療專業人員了解並重視社區中的
終極關懷與實踐，從而對國人的生命末期照護產生深遠的
影響。

缺乏人性關懷，
造成醫病關係的疏離

陳慶餘 / 臺大醫學院家庭醫學科教授

《紅色的小行李箱》裡，裝的是居家安寧照護必備的藥品器材和滿滿的愛心。本書以金山分院的醫護員工與鄉親之間互動為主軸，針對社區安寧與偏鄉衛教的生死課題，著墨出溫馨感人的情節，敘述動人的心路歷程，是最佳醫學人文體驗學習的教材。

在今日科技掛帥、分科導向，以疾病診療為主的醫療環境，缺乏人性關懷，造成醫病關係的疏離。末期病人想要實現在家善終的願望，愈來愈不容易。要達到善終的目標，首先是病情告知，清楚地告知病人時日不多。在簽署安寧緩和意願書後，經由團隊的照護，控制症狀，進而接受死亡。

死亡準備的工作，包含生命回顧、做好生命意義和價值的肯定、後事交代與遺願安排，並在信仰的基礎上，提

供靈性照顧。透過家庭會議，瞭解病人選擇死亡的場所；若病人選擇在家往生，必須提供居家安寧照護。

家，是溫暖和情感的庇護、生活的場所，一桌一椅、一草一木是那麼的熟悉，讓人留連忘返；是自我認同與人生歸宿的所在，且無可取代。本書精采的部分，在於藉案例來描述如何做到在家往生，及在家往生所展現落葉歸根的人性光輝，流露出醫護與病家間的和諧與自在，篇篇都令人動容。

此外在衛教方面，四癌篩檢是國民健康署施政的重點工作；如何教導紅唇族遠離檳榔，護理人員必須瞭解吃檳榔的心理學和熟悉同儕心理技巧，用「關心」教育、用「同理」思考，化感動為行動，讀來讓人感佩護理及工作人員的用心。

臺灣健保制度世界一流，但在醫療支出不斷擴張下，財務危機愈趨嚴重。2013 年一月上路的二代健保，為落實社區醫療和預防保健，明定施行家庭責任醫師制度，得配合論人計酬的給付方案，而臺大金山分院是少數參與論人計酬保險的試點。

從本書所呈現高品質的人性關懷，「全人全家全社區」

的三全照護，加強了讀者對健保永續的信心，希望臺灣成
為全民均健、在地老化的人間淨土。

在家善終爲民衆最大福祉

邱泰源 / 臺大醫學院教授

臺灣安寧緩和醫學學會第 6.7 屆理事長

　　很榮幸能先睹本書精彩內容，書中故事個個眞實且動人心弦，不但呈現末期病人及家屬的惶恐、壓力和無助，更看到醫療團隊的體貼與用心，因此激發出人性關懷的光輝，更達到華人「五福臨門」最重要的境界——善終。

　　書中故事令人感動，對筆者而言，更多了些親切與熟悉感。民國 77 年，臺大醫院開始在金山社區提供醫療保健服務，筆者受命到金山衛生所服務。書中故事主角在過去生命的某個時段，應曾與筆者交集過。由這些個案的照顧，可更了解社區由生到死，所需全人照顧的重要性，同時也驀然發現，安寧緩和醫療的最高境界，在本書故事中處處實踐。

　　能回社區度過餘生，然後「在宅善終」，是大多數末期病人夢寐以求。但隨著社會環境變遷，世界各國達到在

宅善終的比例越來越低。研究顯示，50% 末期病人表達不敢回到熟悉的社區度過餘生，但若進一步詢問：「如果能提供醫護團隊到家照顧，是否改變心意？」其中有六成以上病人立即改變心意，選擇回到熟悉的社區接受末期照護。

醫療體系如果不能提供符合民眾、尤其末期病人落葉歸根的照顧，這個醫療體系不符合倫理。所以世界各國皆努力推行社區末期照顧及在宅善終。臺灣多年來推展安寧緩和醫療已有成就，世界認證組織評定臺灣的死亡品質，世界排名第 14，更為亞洲第一。但檢討國內實況，社區末期照顧能力依然薄弱，所以臺大金山分院在黃勝堅院長領導的團隊努力下，不但創造臺灣的亮點，更是國際社會典範，實為臺灣人的驕傲。

金山分院團隊的照護，可看出兩個重點：一是預立指示計畫（advance care planning）的推展；第二是全人照顧，顧生又顧死、由生到死的照顧，這都是醫療不變的核心價值。所以金山「在宅善終」的照護模式，是全體醫療人員要揣摩學習的。

至今臺灣的民眾甚至醫療界，對於安寧緩和醫療仍存

有相當誤解。因此國內推展安寧緩和醫療並不順利，其實安寧緩和醫療，是針對無法再治癒的病人，積極解除其症狀，給予身心靈完整的照顧。由實證研究呈現，這種照顧模式不但創造更高生活品質，並可延長末期病人的自然生命。最重要的是病人不但減少受苦，也可以回家接受照護然後在宅善終，實為最倫理的照顧模式。

本書的每一篇故事，都是生命奮鬥與人性關懷交織的個案改寫，令人感動。更珍貴的是每一個故事後，都有具備豐富臨床經驗的專業人員，對事件看法的心得分享，不但有可看性更兼顧教育性。在此不但敬佩黃院長勝堅兄的智慧與堅持，金山團隊的努力與出版公司的用心，在此更要推薦本書為所有民眾，必須一讀再讀的絕佳好書。

憑什麼叫社區型醫院

黃勝堅／自序

　　記得謝博生教授當臺大醫院院長的時候，我剛升上主治醫師沒多久，他告訴我們：「要開始改變填鴨式的教學，要讓學生有思考的能力，要讓他們自己有追求知識的意願動力，因為醫學知識日新月異一直在變。」

　　謝教授特別把我們這些年輕的導師，派去參加小組教學，行前他交代：「我懇求你們，不要教學生太多東西，醫學浩瀚無窮盡，你自己以為做得很棒了，結果五年、十年就一變，上課時相信老師都願意傾囊相授，但因為醫學技術幾年之後就翻新了，你現在教的，之後可能變垃圾。而一般的做人道理、倫理，這些人文的基本素養是唯一不會變的，怎麼去關心病人、怎麼和病人與家屬相處溝通，才是歷久不衰的；要教好醫學院的學生，一定要先教會他們懂得去設身處地的關心病人和病人家屬。」

　　多年的臨床觀察，我覺得醫療這件事，似乎藥物對病人越來越沒那麼重要，因為當把其他的因素，用加乘的方式來看；譬如說，如果病人身體的疼痛指數是五分，而他心靈糾葛的處理沒去顧到，病人身心皆病，他就覺得疼痛是加倍、甚至數倍的難挨。但是，如果我們盡可能給予身心靈全面的兼顧，慢慢發現和印證，病人的痛苦雖然猶在，但痛苦指數卻是下降的。原來，當身心靈同時得到安頓，病人會在不自覺中放鬆，坦然面對現實。

　　我接手金山分院後，該怎麼讓金山分院成為一家名符其實的社區醫院，當做了定位和分工並發落執行時，員工座談會上砲聲隆隆，大家覺得：「專業人員本來就是應該在醫院裡面啊，病人要看病，自己來就好了，為什麼還要我們走入社區？」覺得行之有年的「病人找上門，我們願意提供專業的服務，但是我們不願意去跟病人打成一片，為什麼沒事找事？還得主動出擊去家訪病人？跟他們有什麼距離好拉近的？」

　　如果我們不能跟大醫院完整的人力物力配備相比擬的話，那區域醫院的就近、方便、親切與熟悉感，便是我們要突顯的在地優勢。我要溝通的是：如果大家覺得在醫院

的工作，就是每天就來交班，然後值班，下班坐交通車回去，其他一概與我無關；我們對社區是全然的陌生，那社區民眾對我們醫院的服務，也是一樣的陌生，那我們憑什麼叫社區醫院？也不配做地方健康的守護神！

醫院雖然在金山，實際上整個北海岸的地區，包括萬里、石門、三芝都是我們要照顧的地方，如果我們醫病相處的態度沒有更謙卑，身段沒有更柔軟，同理心沒有更圓融，預防病人受苦能力沒有更進步，讓病人得到舒適與尊嚴，能贏得鄉親的認同嗎？這些的學習成長，受益的會是誰？如果努力嘗試能夠雙贏，我們為什麼不試著追求看看？更上層樓不好嗎？

由剛開始的心不甘情不願，大家從家訪中，慢慢親身經歷到病家的純樸、溫暖的回響，有同仁越來越樂在其中，在人同此心的相互影響下，大家同意，決定用永續學習的態度，來做好一家社區醫院該做的本分，成為鄉親心中的健康守護神。雖然過程辛苦，但病人有所得、家屬也有所得，我們自己醫療團隊也得到學習成長與病家的掌聲。

幾年的努力下來，現在，在金山分院，甚至有病家主

動打電話來預約:「要跟你們照顧過的 XXX 一樣,就照他那樣,能順順的走就好,請幫我們來做居家照顧,病人想在自己家中安詳往生。」接到電話的同仁說:「被認同、託付的感覺,真好!」

有件溫馨和滿有意思的事,和大家分享:

還記得我的第二本書《夕陽山外山》嗎?裡面有一篇〈天上掉下來的禮物〉,那位老阿嬤的兒子,今年過年後的第一次門診結束時,推門進來。

「咦,你媽媽今天沒掛號啊?」診助護理師確認沒有待診的病歷了。

「我媽去年十二月成仙了。」

「最後還好嗎(詳情請看那篇文章)?你爸爸好嗎?你爸媽感情那麼好,老年喪偶,要多費心照顧喔!」我真的很擔心這對鶼鰈情深夫妻,喪偶之後另一半的哀痛欲絕。

「我媽是走得很平順,至於我爸,媽在的時候,本來生活上什麼都可以自理,現在什麼都不行了。」

「今天是你爸來加掛看病嗎?」

他搖搖頭:「黃醫師,我接下來要跟你說的都是真的,

我發誓！」他神情極嚴肅，我和診助護理師都正襟危坐起來。

「是這樣的，我媽臨終前交代：要好好謝謝黃醫師，每半個月，逢周三黃醫師看診，要請黃醫師和診助護理師喝杯咖啡；黃醫師喝的是什麼都不加的黑咖啡、診助護理師喝的是拿鐵，奶精要多一個，一定要記住！」

我心裡滿是感動。

「我媽走後，不是我沒照她話做，是後事太忙、加上要照顧我爸，所以就疏忽了，結果昨晚我媽入夢，先把我臭罵一頓。您是知道的，我媽雖然人走了，罵起人來功力絲毫不輸生前，然後還警告我說，今天再不開始照做，給她試試看！所以──」他舉起手上拎的塑膠袋，裡面裝了兩杯咖啡。

當下，我是五味雜陳；而診助護理師張口結舌，話都說不出來。

兩三次之後，我想老阿嬤的兒子興頭該過了吧，我照例自己看診時先買杯咖啡帶進去，沒想到他真的非常徹底執行老媽「遺旨」，直到現在，每兩個禮拜都會來一次，帶兩杯咖啡。有時碰上我已自備咖啡了，不想一早就灌兩

大杯會超量，便轉手給同事分享，可是真的都沒人敢接：「萬一老阿嬤半夜找來討咖啡，會嚇死人的。」無論如何，這兩杯咖啡的插曲，真的好溫馨、長留我心。

最後謝謝金山分院的全體同仁，謝謝大家願意跨出醫院、走進社區；謝謝護理主任翁瑞萱、洪香蓮和劉旭華兩位護理長、李佩璇心理師，在百忙中寫下讓她們感動的個案與心情分享，希望這本書和之前的《生死謎藏》、《夕陽山外山》一樣，受到讀者朋友的喜愛與共鳴。

祝福家家，五福臨門！

第一章

死神不說的秘密

不論醫學再先進，往生時間點的拿捏，死神不告訴你
就是不告訴你……

9天

　　阿嬤果真兒孫滿堂，全家四代人都在的話，約有三十多位，看見這陣仗，我與施醫師還真有點傻眼……

2013.9.12.8:00

　　血壓 81/46 mmHg，血氧濃度 86%，無尿。

　　「阿嬤情況還是往下坡走，請要注意監測尿量，製氧機與氧氣面罩仍繼續使用。」聽施醫師這麼說，阿嬤的兒孫們稍稍鬆了一口氣。

　　「我媽從醫院回家後，都沒吃過東西，這樣可以嗎？」

　　「沒關係，人在往生過程中，活動量極少，可以不用吃，我們之前有個案，每天僅吃一瓶安素牛奶，就活了快一個多月，最後一週也都沒有進食，人體在往生過程中，不吃東西，會較舒服些。」

　　眼前這位生命末期的秀華阿嬤，老伴五年前過世，六位兒女皆住於外地工作，大家合夥請一位外傭協助照顧，一個月前外傭發現阿嬤解尿有問題，晚上都要下床解尿十多次，於是家人將阿嬤送醫就診。

　　在一系列檢查及治療後，確立診斷阿嬤是泌尿道感染併發敗血症，發現高齡的阿嬤泌尿道系統有尿滯留問題，藉由身體評估及身體功能檢查，證實阿嬤並不如家屬想像的那麼健康。

　　施醫師主動召開「家庭會議」，說明阿嬤解尿問題的處理方式，須長久留置導尿管後，直接提到生命末期的急救相關事項，會議室陷入一片寂靜。

　　「人雖然早晚都要走上這條路，只是要我們現在先做打算，實在太難了。」阿嬤的大兒子敏雄，都兩鬢飛霜了，不捨之情，讓他眼角泛淚。

　　「經由醫學的一些判斷，我認為阿嬤已到了需要儘早討論身後事的時候，阿嬤現在人還很清醒，只是比較虛弱，我建議大家可以想想，之前阿嬤有沒有說過對自己之後的路，有沒有什麼看法？如果有需要，我也可以試探性的幫忙問。」

2013.9.13.8:40

因為訪視車臨時出任務去了，我們打電話先跟阿嬤家屬說一聲會晚些過去。

「沒關係，沒關係，你們願意來我們就很感謝了，那我開車過去接你們。」

車行在鄉間的純樸小路上，敏雄邊開車邊和我們聊起他父親：「我爸往生前飽受折磨、有夠痛苦，在加護病房四肢被綁起來，不只嘴巴插一根管子，不能講話，身上也有好幾條管子，他只要一清醒就拚命搖頭掙扎，一直到往生。到現在，我回想起來都很心痛，以我爸沒生病前的脾氣，敢這樣忤逆他，鐵定被吊起來毒打一頓。」

難怪啊，阿嬤還在醫院時，施醫師試探性的問阿嬤：「我們人老了，萬一哪天情形不好了，妳有打算過嗎？」

「我先生被急救後插管，在加護病房又住了快一個月，看他天天受拖磨，看我們的眼神，越來越沒感情，越來越恨，我其實又怕又慌，不知道怎麼辦？我那時就告訴自己，日後，我一定不要這樣被對待。」阿嬤眨著眼，強忍淚水：「醫生，我想要出院，我想要回我自己的家！」

阿嬤的心聲，讓兒女有了共識，簽下了「預立選擇安寧緩
和醫療意願書」。

今天阿嬤測量的血壓是 98/54mmHg，血氧濃度
92%，聽診呼吸音還好。

「看起來，阿嬤狀況平穩、不痛苦，肺部聽起來也比
較清、比較改善。解尿量約 300ml。我認為阿嬤還是在走
下坡，目前看起來是起起伏伏的。」出了阿嬤房間，施醫
師告訴家屬。

「醫生——」阿嬤的小兒子緊張了起來：「我媽好像
越來越好了耶，會不會判斷錯誤？太早讓我媽回家了？」

三天前，阿嬤病情急轉直下，血壓剩 73/42mmHg、
沒尿液排出、四肢冰冷，兒孫、曾孫全數聚集，施醫師認
為是阿嬤回家的時刻到了，於是在安排後家屬全員護送阿
嬤回家。

面對二十幾雙質疑的眼睛，施醫師語氣和緩：「阿嬤
還是在走下坡，目前只是最後的起起伏伏。」

回到醫院，院長得知家屬的疑慮，決定親自跑一趟去
看看阿嬤。

「不要太刺激阿嬤，讓她休息。」院長親自聽過診、

看尿量、檢查下肢水腫後，和家屬一起到客廳坐下：「不用一直擔心阿嬤不吃不喝。」院長安撫阿嬤的兒女：「人要去做仙前，身體因功能衰退了，消化系統血流減少，病人自然沒胃口、不想吃東西，減少飲食負擔，反而會舒服些。」

聽院長談起親眼所見的末期病人無效搶救，阿嬤的小女兒頻頻嘆氣：「想到爸的臨終往生，我到現在都還有罪惡感，要不是我大吵大鬧不肯放手，爸也不至於死得那麼慘……」

2013.9.14.08:00

才交班沒多久，就接到阿嬤二兒子興奮的電話：「護理長，我媽血壓回到一百多耶？」

怎麼會這樣？末期病人應該是變不好的呀？在醫院的病人，如果血壓下降，補充些生理食鹽水，血壓都不一定會上升，這位阿嬤怎麼沒吃沒喝，血壓反而變好？

找了施醫師一同抵達阿嬤家，一量血壓 104/55 mmHg，血氧濃度 94%。

我心想：「哇，見證奇績喔？起死回生耶！阿嬤血壓

越來越好，尿也越來越多？」

　　施醫師仍不慌不忙的向家屬解釋：「是病情的起起落落，大家還是要有心理準備；要記得幫阿嬤稍微翻翻身、拍拍背喲。」家屬頭點得茫茫然。

　　明天是星期天，返院前我們主動留下了 24 小時手機的聯絡電話：「如果假日時阿嬤做仙了，可打電話給我們，禮拜一一早，我們會到家裡來協助處理，開立死亡證明書。」家屬看我們的表情，半信半疑。

2013.9.15.10:00

　　雖然今天是星期天，還是不放心，仍打通電話去問問阿嬤的情形。

　　「護理長，我媽血壓 112/56mmHg，尿量約 300ml，跟妳說哦，我媽開始會叫人了，妳說妳說，我媽是不是變好起來了？」

　　我當然只能說：「恭喜呀，真好真好！」心中嘀咕著：「這樣也好啦，阿嬤如果好起來，那就好好照顧她嘍。」但比阿嬤好轉的消息更困擾我的是，接下來醫療團隊該如何面對阿嬤家屬啊？

2013.9.16.8:00

星期一，一早忙去電阿嬤家。

「護理長，我敏雄啦，我媽除了會叫人之外，還能一個一個點名呢，尿量也變多了⋯⋯」敏雄夾雜著笑聲，越說越興奮。

我內心的不安更強了，怎麼會這樣？跟我多年來臨床上看的不一樣？約了施醫師直奔阿嬤家。

在阿嬤床前，阿嬤看著施醫師還笑著打呼：「醫生，多謝你照顧啦！」

看得出施醫師開始對自己的判斷有些動搖了，我不知道醫師是怎麼看待這轉折的，但我很尷尬的杵在一旁。

「施醫生，我媽的背後有破皮、而且有味道。」

有破皮？不可能吧？阿嬤出院前皮膚是完好的，雖然有些水腫但應該不至於破皮、還有味道？我馬上幫阿嬤翻身檢查，一個 5 乘 7 公分的壓瘡，而且都快黑了。原來家屬說有幫阿嬤翻身，一天也才翻 3-4 次，並沒有照一般的兩小時就翻一下；而且為了往生大體的莊嚴性，家人翻完身後就讓阿嬤平躺，沒想到才 4-5 天時間，就有這麼大

壓瘡出現。細細檢查之下，阿嬤足跟也有出現壓瘡，家屬
傻眼之餘，紛紛自責沒做好翻身工作，讓阿嬤受苦了。

　　阿嬤居然說她不痛、沒感覺。

　　我馬上先返院找氣墊床，一小時後再與居家護理師到
阿嬤家中，協助鋪氣墊床，並使用人工皮協助換藥。

　　回醫院途中，我忍不住問施醫師：「我現在擔心阿嬤
的傷口怎麼照顧？阿嬤家人雖然很有心，也沒有怪罪團
隊，但看起來也開始猶豫徬徨了，而且家中好像出現不同
派看法了，女兒們希望阿嬤回院，兒子們卻認為還可以待
在家中觀察看看？」

　　施醫師逕自沉默著。

　　「怎麼在社區照顧病人，比在加護病房照顧急重症病
人還累？」車窗外的海天一線波光粼粼，一點也吸引不了
我的目光：「阿嬤真的一天比一天好、血壓一天比一天恢
復，真的是快往生了的人嗎？我真懷疑！」

　　「我認為阿嬤還是會走下坡，她看起來的狀況就是不
好，雖然血壓穩定，但我總覺得她不好。」施醫師總算開
口：「她目前的走向我也看不懂，再找院長幫忙看看吧？
我也不知道、也是有懷疑的。回家往生，對阿嬤來講，意

義重大，我們現在的作法，就像院長講的，全國沒有一家醫療院所的人員，會像我們這樣陪病人往生的。」

2013.9.16.14:00

院長又出馬驅車前往阿嬤家中，再與家屬開了將近一小時的家庭會議，讓家人取得共識，將意見整合在一起。最重要的是：「阿嬤不想再到醫院了，要在家往生！」這樣的意願要被尊重。

我心中嘀咕著：「同樣的話語，我們都講過呀，為什麼院長講的家屬就覺得很 OK？我們講的，家屬好像會有所懷疑、動搖？」

由這次的從旁觀察，我終於發現，是院長很有誠意、耐心，且自信的給予家屬承諾與解釋──有任何事隨時找我們，並且詳細說明了病程及往生過程中，我們將參與協助的處理。這些細節，讓家人對臨終可能發生的事情，能不害怕、很明確的可以預先做心理建設，所以能夠安心、不畏不懼的坦然面對。

2013.9.18.10:00

我們團隊仍到阿嬤家中，阿嬤血壓 124/65 mmHg，尿量約 300ml，阿嬤女兒很不放心的問：「我媽會喊餓，說想吃鹹粥、還說想喝果汁，可以嗎？」

「阿嬤想吃就吃，不要勉強太多，請小心別讓她嗆著了。」施醫師表情透著隱約的古怪。

阿嬤真的越來越好了，但我卻越來越徬徨了⋯⋯

回醫院途中，我跟施醫師討論：「天天這樣來回也不是辦法，還是讓阿嬤住院好了，我們也比較好照顧。」

施醫師想了想：「要不然，過了中秋節，再與院長討論看看吧？」

2013.9.19.15:00

今天是中秋節，因為我是在地人，實在不放心之下，與秘書處一位也是在地的同仁一起過去看看阿嬤，心想有問題再通知施醫師他們。

其實啊，我們的居家訪視醫療團隊，可不是只有醫療同仁，我們還有很多自動自發的後盾，像公務車的司機大

哥,行政部門同仁⋯⋯只要他們有空,能力所及,在我們忙不過來的時候,大家都願意投注心力來關懷社區,別看金山在北部算「偏鄉」,但濃濃的人情味,常讓我很感動。

中秋節這天的阿嬤,看來還好、沒什麼異常、笑咪咪的。

2013.9.20.7:00

一大早 7:00,我在醫院接到阿嬤大兒子慌張到有些口齒不清的來電:「護理長,我媽,剛剛、好像、過世了。」

「真的嗎?」我內心剎那間還真的滿震撼:「別緊張,你們先拿唸佛機給阿嬤聽,跟阿嬤說病都好了,跟著唸佛機一起唸佛,我馬上和醫師一起過去。」

到達現場,大兒子強忍悲傷告訴我們:「昨晚我媽還一直吵著要下床,我們擔心她沒力起身走路,安撫她說明天一大早醫生會來,等他看過後說可以下床走走,我們再扶妳下床、陪妳去散步都沒問題。清早天剛亮,我妹幫她量血壓還有 120 左右,我媽還說昨夜下雨天變涼了,都過了中秋,要我們記得早晚要添衣、別著涼,想不到、沒

一下子，人就走了……」

　　施醫師確認阿嬤已無氣息、真的往生了，對著阿嬤的大體，恭敬合十的「交代」：「阿嬤，您的病攏好了，從今以後沒病沒痛了，您很有福報，囝孫攏在身旁，您就要保庇囝孫大家健康、有好前途；多謝您讓我們醫療團隊照顧，讓我們有學習的機會，多謝！」

「家庭會議」的召開，是醫病關係的建立與維持，著重在溝通，尤其是生命末期決策往往牽扯一堆家屬；因此最好有機會讓家屬與醫療團隊一起討論預後及形成共識。表面看起來勞師動眾且費時，其實是最有效、且爭議最少的溝通方式。

　　陪伴非癌個案在宅往生，這是第一例，過程中有太多太多值得我們學習的東西。這些面向是我從事護理工作十多年來未曾有過的經驗；

　　血壓剩七十幾趕緊出院，回到家中，順著病人的感覺，沒強制給予任何水分及營養補給，讓病人身體自行調整，反而肺部不積水、腳的水腫也消失了、血壓逐漸穩定，延長了病人的生命，與全家過了中秋節，最後病人安詳往生。

　　陪著阿嬤的往生過程，讓我想起自己母親之前肺癌又中風，我明知急救置入氣管內管的後果，但看著母親時好

時壞，真的想再積極的為她做些什麼，問了院長的看法，他說得直接坦白：「不要插管，順其自然就好，一旦決定插管之後，會是拖上幾個月或半年，甚至一年或更久，母親及家人都會很辛苦。」

臺灣能有幾個人能有這樣的機會，能在家人共識同意之下，順其自然好好的往生？

對於生命末期，想回家落葉歸根的病人，對於醫療團隊而言，返家啟動太晚，會擔心無法完成病人在宅往生的心願；啟動太早，對於團隊持續照顧的壓力太大，家屬也會懷疑擔心「回家往生」決定的「時間點」是否正確？

這些都是需要醫療團隊的信心保證及承諾：「無論如何，我們會陪伴你們一起走過！」過程中最辛苦的是家屬，他們必須付出極大的愛心與勇氣，面對這「從未經歷過」的艱鉅死別過程，陪伴著病患，完成最後的心願，順利的在宅往生。

請讓我們一起，來幫有緣的人，能「順其自然」的往生，不要再多受過度且無效的制式搶救折磨吧！

文／堅叔＆香蓮

你們是一定會來的吧

一大早，施醫師急著找我：「護理長，有一位病人，我昨天收他住院。」內心隱約有毛毛的預感，是何方神聖？還勞駕施醫師來先報備？

「妳知道的啦——」施醫師清了下喉嚨；「上個月不是有位急診病人，他家人在急診室大鬧，講話很不客氣、後來病人轉院的那個 case。」施醫師用擔心的眼神看著我：「可能要麻煩請提醒同仁一下，我當然也知道，基本上遇到這類家屬，大家內心都會很有壓力的。」

我的頭皮真的開始發麻……

年近八十，住在金山山區的阿忠阿公，育有三男兩女，6 年前心臟開過刀，5 年前中風後就長期臥床，家人也為阿公請一位外傭，協助打理生活相關事項。

　　但因為阿公長期臥床，尿管及鼻胃管須長期留置，當時的金山分院還沒成立居家護理所。所以家屬在其他縣市申請了一般居家護理服務，護理人員每月一次到家中更換管路，家屬對這家居家服務算滿意，因為他們很專業，協助氣墊床，及氧氣製造機使用。

　　當年阿公的就醫地點不是金山醫院，是遠在兩個小時路程的臺北市著名醫學中心，家人對醫學中心照顧非常認同，因為醫學中心的醫術把阿公從鬼門關搶救回來了，但看一趟病，來回將近四五小時的車程顛簸，對阿公來說真的很辛苦。

　　2013 年的 7 月中旬，天氣爆熱，阿公突然喘了起來，家人忙把阿公送院急診，當時急診病人不多，身體評估、抽血、照 X 光等檢查，半小時內大致完成，接下來急診醫師聯絡病房主治醫師前來看診：「我們有位長期臥床病人，X 光呈現肺炎病灶，感染指數及白血球明顯升高，可能要收住院，請協助評估是否可住院。」

　　「我病房剛好有狀況在忙，請先等一下，病人生命徵象應該還好吧？」

　　「生命徵象穩定，我們已經開始使用抗生素了！」

「那就這樣吧，我這邊盡快處理。」

約莫十分鐘後，家屬嘀嘀咕咕，臉色越來越難看，頻頻問急診護理師：「怎麼醫師還不來呢？到底還要等多久？要不要收住院非得要他決定嗎？」

「因為樓上病人剛好病情有變化，醫生在忙，忙完就下來，我們會再打給病房醫師，請他盡量快一點。」

又過了 20 分鐘。

阿公的小兒子按捺不住，破口大罵：「騙肖耶！你們醫院也沒有很多病人，樓上醫生等這麼久都沒下來，是有多忙？還是瞧不起阮庄腳人？」

老二跟著拍桌子大鬧：「你們這是什麼爛醫院？我們要轉院！你們醫療院所本來就是服務業，服務的速度那麼讓人不滿意，乾脆關門好了。」

急診醫師急忙解釋病房醫師的困境，阿公家屬情緒激動下根本聽不進去，於是請秘書室主任下來協助安撫，並在他們幫忙下，請了救護車，匆匆忙忙地將阿公送回他們熟悉又信任的大醫院。

8 月中，一大早，施醫師急著找我：「護理長，有一位病人，我昨天收他住院耶！」內心隱約有毛毛的預感，

是何方神聖？還勞駕施醫師來先報備？

「妳知道的啦——」施醫師清了下喉嚨；「上個月不是有位急診病人，他家人在急診室大鬧，講話很不客氣、後來病人轉院的那個 case。」施醫師用擔心的眼神看著我：「可能要麻煩請提醒同仁一下，我當然也知道，基本上遇到這類家屬，大家內心都會很有壓力的。」

我的頭皮真的開始發麻：「萬一他們動輒不滿意我們的護理處置，又大吵大鬧的，開口閉口又要轉院，不要說會困擾到其他病人，只怕對團隊的士氣，是很打擊的。」

「總是在地的鄉親嘛，請大家多擔待嘍！」施醫師很佛心的拍拍我的肩，算是加了油、打了氣。

於是我到病房去探視阿公，旁邊守著的是外傭，家屬不在身旁，阿公呼吸會喘的狀況有改善，評估後指導外傭要注意床頭抬高約 30 度，不要一直平躺，每兩小時翻身拍背一下，若有痰，要告知護理人員幫忙抽痰，並詢問阿公在家照顧情況，協助裝置氣墊床，處理後請她轉告家屬，病房護理長有事要與他們討論。

第二天下午，來找我的是阿公的大女兒美惠，她比實際年齡看來要蒼老很多。在會談室，她很不好意思的先鞠

了個躬：「上次、不好意思啦，我弟他們太衝動了，阮阿爸這樣進進出出醫院已經五六年了，可是——」美惠紅了雙眼：「我們大家都有各自不輕的家庭負擔，阿爸剛開始生病，大家也是輪流請假照顧，假都請到不能再請了，才大家分攤錢，請一個外傭來照顧我爸。」

　　這幾年的景氣，真的讓勞工階層的朋友過得很辛苦，這我能理解：「妳別放心上，事情過了就算了。」

　　「上個月一轉去臺北的醫院，到院就插上氣管內管，之後轉進加護病房住了兩個禮拜，出加護病房還不到一星期，醫院就請我們出院了。唉，病都還沒好，醫院病房又有那麼多人等著要住，我們還能怎樣？回到家後不到十天又發燒、會喘，我們實在也無可奈何，謝謝你們肯收留，讓阮阿爸住院。」

　　「阿公目前雖然稍微穩定，但日後這種起起伏伏的狀況，應該還是會反覆發生，不知你們自己有沒有什麼想法？」

　　「施醫師那天就有提醒過我們了，也有跟我們提了是不是要簽一張，什麼放棄不用心肺復甦的單子，其實——」美惠哽咽到差點說不出話：「我們不是不孝順、

不愛阿爸；阿母生完小弟不久就病逝了，我們都是阿爸獨力扶養長大，我們真的很心疼阿爸老來被病這樣拖磨，很不捨。只是、其實……我們……真的、也很累了。」

抽了幾張面紙給美惠，看她滿臉風霜滿臉淚水，我心也好酸：「可以想像家人壓力一定很大，五六年來，幸好有你們這些孝順的子女一路照顧。我們醫療團隊當然希望阿公好起來，但若真的沒辦法，你們有想過一些相關細節嗎？例如是不是要再插管？做氣切？萬一真救不回來，是要留一口氣回家嗎？如果是形式上留一口氣回家，最後就讓阿公戴著氧氣面罩回家；但如果阿公突然往生，最後一口氣來不及回家嚥下，往生地點就會是在醫院。」

「這些，我們倒是沒想過，上個月在臺北，加護病房醫生也有跟我們提過，叫我們家屬要想一下，但也沒時間仔細跟我們說，我爸這樣接下來，會遇到什麼狀況，我們真的不懂。可是，留口氣回家，是一定要的。」

我給了美惠建議，向她介紹「新北市社區安寧的照顧模式」：當病人經由兩位醫師許可，確認病人為生命末期，家人同意不急救（當病人意識不清，可由家屬同意不急救，並填妥 DNR 不施行心肺復甦術同意書），醫療團隊

會找個適當時間，將阿公送回家。回家之後，醫療團隊每週可到家中看阿公一次，訪視次數可依狀況增加，提供病人能順利在宅往生。

「妳也可以找曾經配合過的居家護理所人員，詢問他們是否有接新北市社區安寧照顧計畫。」

「我得回家跟弟弟他們商量看看。」美惠看著我：「經過幾次的送急診、搶救，我和大弟都覺得不要再讓爸插管了，每次插管後醒來，他都痛苦的流著淚，指著插管搖手。」

接下來幾天，美惠姊弟似乎在迴避著醫護人員，問外傭，她只能用不流利的國語強調：「我都有跟他們說喔。」

這天中午，阿公突然越喘越厲害，值班的洪醫師評估後，請家屬趕快到齊，準備讓阿公返家，兒女們個個神色忐忑不安、手足無措、彼此交換著欲言又止的惶恐。

「我們保證，下午一定會安排家訪。」洪醫師話雖這麼說，可是美惠還是一直用眼神向我求助。

「妳放心，下午我也會過去一趟。」加上我也這麼說，阿公的兒女們決定護送阿公回家。行前，我們醫護同仁也同時確認阿公家中相關配備，足以應付阿公在家照顧，以

及外傭能在家執行施打止喘針的技術。

　　送走阿公離院，我找洪醫師討論後續該怎麼辦？因為阿公之前已有專門居家護理所服務，我們再介入，會不會讓人家誤會我們在強爭什麼？但阿公之前配合的居家護理所，好像還沒有導入新北市社區安寧照顧，這樣會不會有問題？

　　「我覺得院長應該會同意我們先去看一下，看家屬需要什麼協助的地方。」洪醫師說得很篤定。果然，院長建議我們隨後就到。

　　阿公出院還沒一個鐘頭，美惠來電了，她急追問：「你們什麼時候會來？你們是一定會來的吧？」

　　醫護人員習以為常的往生過程，對家屬來說，都是分秒難挨的戰戰兢兢。

　　「我們在路上了，大概十幾分鐘後到。」我安撫著美惠的焦急。

　　抵達後，洪醫師先看診：「阿公看起來好像沒那麼喘了。」

　　「對啊，回家後，我們也覺得阿爸比較好，沒那麼喘了。」阿公的大兒子哈著腰：「醫生，多謝你啦，乎你跑

一趟，真多謝你。」上次桌子拍得很大聲、罵得很凶狠的兩個弟弟，躲在哥哥身後，跟著一直鞠躬。

「沒關係，應該的，我們醫院算是離阿公家最近的，止喘針的藥還是要打。」洪醫師解釋著瀕死徵象，提醒家屬阿公可能出現呼吸不順的嘎嘎作響聲，不是痰多，不用一直抽痰，阿公會不舒服的；隨著血壓漸低，阿公四肢末梢也會逐漸冰涼……等等現象，讓大家心理能先有準備。

在一旁測量生命徵象的我，評估檢查身體、查看外傭照顧狀況、指導她減少在家灌食量，建議每餐先給60ml，注意觀察阿公消化情況及尿量變化，避免水分太多，導致阿公太喘，提醒外傭記錄阿公的攝入及輸出量，並再查看她的照顧技巧是否妥當。阿公當天的血壓121/69mmHg，我心想阿公可能會再撐幾天吧。留下24小時手機聯絡電話，離開前洪醫師交代：「3天後，我們會再來家訪一次。」

接下來幾次的家訪，除了尿袋固定處因牽扯，引起漏尿外，阿公的血壓在114/90mmHg間、呼吸平順，有居家自備氧氣機的使用，血氧濃度98%，大致上都還好。

一天中午，美惠來電問我：「之前的居家護理所打電

話來說，明天要來家中換插管。可是我聽說你們醫院也有居家護理所，我們想轉給你們照顧，之前的護理所照顧是還好啦，但他們離我家又有點遠，有事也來不及聯絡，我們商量後，想乾脆就轉給你們醫院照顧。」

我暗自擔心，會不會招來一些問題？例如其他縣市的居家護理所，會不會認為我們在「搶業績」？何況他們家人曾經大鬧過我們醫院，說實在的，心有餘悸還是難免啊！但是，阿公現在這樣，我們要是撒手不管、不接手照顧，阿公怕是要再痛苦一次了。

「你們家人都討論過了嗎？如果都同意，你們可以打電話給對方居家護理所，目前僅新北市有辦理社區安寧計畫，與你們想讓阿公接受生命末期安寧的想法吻合，所以如果你們確定要想轉到我們醫院，我們這邊也是很願意幫忙照顧阿公的。」

8月下旬，阿公的大兒子打電話找我：「我爸，剛剛好像走了，可以麻煩你們來一趟嗎？」

當我們趕到現場，阿公家人已經佈置好靈堂，洪醫師聽診阿公，確認已經沒有了心跳的聲音，檢查瞳孔也已放大，確認阿公是往生了。

　　洪醫師帶領醫療團隊，向阿公的大體鞠躬：「阿公多
謝你乎阮照顧，做阮生命的老師，阿公真有福氣，細小攏
在這，現在阿公沒病沒痛了，請安心去做仙，阿公多謝
恁！」我們接著再向家屬鞠躬：「謝謝你們把阿公交給我
們照顧，讓我們學習了很多，謝謝！」

末期照顧個案進出急診室是常有的事，家屬的情緒反應是一觸即發的，若沒有及時發現及時處理，則易發生誤解，需要多一分心眼的去照顧家屬的需求及情緒，才能達到全人、全家、全程、全隊、全社區之五全照護理想。

　　2013 年 7 月 1 日，新北市衛生局率先全國宣布「新北市社區安寧照顧計畫」，讓想選擇生命末期「在宅往生」的個案，多了一些選擇，也減少了病人的痛苦及家屬須承受的社會痛——也就是社會觀感，怎麼可以沒有拚了命的救到底，這麼不孝順！但明明知道大限真的已到，徒增病人臨終痛苦折騰，於心何忍？

　　第一次到阿公家去探訪前，醫護人員還真是帶著忐忑的心做「破冰之旅」；事後證明，其實我們都想多了，家屬當時是因為驚慌失措，才會情緒失控，若我們再多一點傾聽的關懷，走進家屬的焦慮中，照護病人也及時疏導到家屬的情緒，家屬心定了，情緒自然就放下了。

　　阿公的個案，家屬從一開始的不信任、失控發飆，到後來想把臨終的阿公，轉託付給我們醫療團隊來照顧，其實是很鼓舞了團隊的信心。

文／堅叔＆香蓮

再拖幾年都沒問題

「醫師從來也沒跟我們提過，說我媽可能隨時會有急轉直下的狀況發生，連我們兄妹間，都覺得媽媽反正年歲大了，會這麼病著，再拖個幾年都沒問題的。」

「嗡噫、嗡噫！」

下午 2 點，119 一路呼嘯的停在急診室門口，救護技術員推下來的，是 82 歲柳奶奶，雖已罩著氧氣面罩，仍然可以看到柳奶奶呼吸很喘、很喘。

醫護人員隨即進行檢傷了解病史，奶奶帕金森氏症已 8 年，臥床 4 年，近幾年漸漸無法對話，只能嗯嗯喔喔呢喃幾聲，之前在安養院照顧已一年多，因為申請外勞通過，因此兒女決定這個月起接回家中照顧。

檢傷和護理師動作俐落，同時幫柳奶奶接上生理監視

器，發現血壓只有 60/30mmHg、心跳 108 次 /min、呼吸 40 次 /min、氧濃度 81%、手指末梢涼、四肢循環差，立刻推進急救室，準備隨時做緊急處理。

「更換高濃度氧氣面罩，調到最高，隨時報告血氧濃度！」匆匆趕來的主治醫師，邊看診邊下達一連串的指令：「抽血留血液，從尿管中留尿液培養，打上點滴；觀察生理監視器變化！」

柳奶奶床邊雖有兩位護理師，但一連串的醫囑，仍然讓護理師絲毫不敢大意、全神灌注的執行。主治醫師才走出去要向家屬說明目前狀況，護理師已小跑過來報告不甚樂觀的最新病況：「血氧濃度仍只有 85%，面罩氧濃度已調到最高。」

急救室門一打開，柳奶奶家屬焦慮的眼神和腳步，立刻迎向醫師。

「您是奶奶的？」

「我是現在同住在一起的小兒子，現在我媽怎樣了？有醒嗎？是不是很嚴重？我看你們直接就把她推進了急救室？」

「氧濃度和血壓都很低，目前打上點滴和使用氧氣面

罩。奶奶半個月前離開療養院回家後，這幾天發生了什麼
事？」

「回家後都住我那裡，來的新外勞沒經驗、不太會照
顧，前幾天發燒，可能是變天忽冷忽熱感冒了，有吃備用
感冒退燒藥。早上發現叫她都沒有反應，所以就趕緊送來
醫院。」

「平時媽媽都是在哪家醫院看病拿藥的？」

「外傭沒來前，大哥住在臺北市區，離安養院也近，
可以就近照顧，臺北市區 XX 醫學中心的 XXX 醫師很有
名，我媽看診、吃的藥都是他開的，這幾年下來，我們看
她也吃得還好。」

「XXX 醫師對於奶奶的病情，都怎麼跟你們說的？」

「也沒說什麼，這些藥都是大哥每個月去領的，醫生
說我媽年紀大了，也只能這樣，好好照顧就是了。」

護理師送出柳奶奶抽血報告，氧濃度仍然低於正常
值，呼吸淺快，血壓仍維持 60mmHg。醫師看了報告，囑
咐護理師打幾項藥物，調節血液酸鹼濃度，並持續觀察。

「現在抽血報告初步判斷，為感染所引起的敗血症，
可能是尿管尿液顏色深，而且有很多沉澱物所導致。」醫

師神情嚴肅：「氧氣我們已使用到最高濃度，但血氧濃度仍然低於正常值，只有 85%，血壓也很低，處於休克狀況。接下來病況變化會很快，可能血壓會更低、量不到，心跳跳不動，呼吸會喘不過氣，奶奶將面臨生命末期的階段。」

　　奶奶的小兒子慌了手腳，拚命往急診大門口張望，口裡不停唸著：「這、這、這大哥在幹嘛？怎麼通知他這麼久了還沒來？」

　　「您有聽說過嗎？媽媽可曾經表達過，碰到最後這種狀況，希望你們如何處理？」

　　「我是沒有，妳有聽媽說嗎？」二兒子抓著剛趕到急診的么妹問。

　　「沒有，我媽神智不清前，醫師從來也沒跟我們提過，說我媽可能隨時會有急轉直下的狀況發生，誰敢問她啊？連我們兄妹間，都覺得媽媽會這麼病著，再拖幾年都沒問題的。」

　　「我媽這次真的不行了嗎？」衝進急診室的大兒子，不停搓揉雙手：「前幾次住院都是泌尿道感染，打打抗生素都好了。醫生你看要不要先打抗生素，再看看？」

　　「抗生素和點滴已開始使用了，但是血壓及氧濃度都沒有改善，我擔心很快——」醫師決定實話實說：「奶奶年紀大了，也臥床多年，最近有多次住院，表示身體功能確實大不如前，每況愈下了。」

　　看著奶奶的兒女也點頭認同，醫師坦白問：「所以，在這種情況下，奶奶會越來越喘不過氣，你們要幫奶奶插管嗎？她心臟跳不動時，還要強制做壓胸、電擊這些急救步驟嗎？」

　　奶奶的兒女面面相望。

　　「依奶奶現況，這些急救措施是無效的，最重要的是會讓奶奶很辛苦！」

　　「當然要救到底！我媽之前有狀況，到院打打點滴、抗生素就沒事了，回家還可以嗯嗯啊啊回答我們的對話，只不過今天才這樣。一定是外傭的錯，是她照顧不好，我叫她要常換尿布，她一定是偷懶，沒有盡心盡力！」小女兒氣呼呼的質問二哥：「都是你，你沒有好好盯著外傭才會出事。」

　　「外傭又不會講國台語，溝通上難免有困難，妳二嫂都有假請到沒假三天兩頭被盯了。再說外傭剛來，本來就

需要時間適應，不然歡迎妳一起來住，幫忙看頭看尾，妳自己全天盯著看，外傭才不會出差錯。」

「哼，安養院照顧得好好的，你們幹嘛搬來搬去，意見那麼多，好呀，現在出事了，你們自己看著辦。」

「媽媽人清楚時說過想回家，妳又不是不知道，我們只是盡力完成媽的心願。」老二看著大哥：「媽媽躺床多年，我覺得醫師說得對，這一年多來，媽身體是越來越差了。」

護理師帶著新報告來找醫師：「病人血壓 53/36 mmHg、血氧濃度 85%、呼吸仍淺快，已經到急救臨界點了。」

「看來三位似乎很難立刻做決定，可是狀況緊急，恐怕很難再強行穩住。要不要詢問一下長輩或其他兄弟姊妹意見？我建議讓奶奶不要太辛苦，已經病了這麼多年了，讓奶奶順其自然平靜的走吧？」

「醫生，我們有五個兄弟姊妹，可以再等等嗎？其他人應該很快就到齊了。」老大雖是長子，卻面有難色地請求醫師。

「現在是怎樣呀？要急救的話。我們也都準備好了！」

護理師焦急的問。

　　「我有提建議給家屬，可是來的家屬拿不定主意，還要問其他家屬的意見。」

　　「可是這血壓和血氧──」

　　「我知道，拿 Ambu bagging、給輔助換氣、加上升壓劑、點滴速度再快一點，再等等。」

　　「醫生，真的很危險了嗎？大哥你就拿主意了呀！」老二急得跺腳。

　　「二哥你閉嘴，我要等大姐，看大姐聽我的還是聽你的！」

　　「我先把話說清楚，我們會幫忙盡量撐，不過若是撐不住，而你們尚未簽署不施行心肺復甦術同意書，恐怕只好要讓奶奶又插又電的辛苦拚到最後了。」

　　「可是、我堅持──」

　　「別再吵了！」看來優柔寡斷的老大吼了出來：「你們想看看，每次放鼻胃管，媽都很痛苦，還會用手去扯出來，那張不急救同意書我作主簽了。請不要再給我媽插管，其他人有意見我來扛。」

　　免除了插管及一再電擊，柳奶奶在當晚 11 點多，因

呼吸心跳微弱，血壓也量不到了，在兒女的護送下，回家
往生了。

柳老奶奶從送至醫院到返家過世，只經歷 9 小時；這短短 9 小時，不僅柳奶奶經歷車程搬動，家屬針鋒相對，面對救與不救的內心煎熬，差點讓奶奶在過世前經歷煎熬的電擊、插管。

生命末期決策應及早，醫師可主動辨識生命末期個案，例如病人有八大慢性疾病末期症狀、或來自於長期照顧機構、3 個月內因相同疾病，反覆住院 2-3 次，或臨終疼痛不適、曾接受安寧照顧、頻繁感染等。

針對生命末期個案邀集病人及家屬共同討論預立醫療照顧計畫，家屬才能依病人意願相互坦誠溝通，醫師了解病家想法，才能擬定善終計畫。

凡事需抱有最大的期望，也需要有最壞的打算，未雨綢繆事先討論，真正面臨生命末期時，病程進入臨終，家屬便可依病人心願，放心的陪伴至最後一程。

文 / 堅叔 & 瑞萱

3 天後見

　　一開門，看到借來的氣墊床放在客廳地上，嚴奶奶躺在上面，床尾擺著她之前自己準備的壽衣和鞋子。我心中充滿疑惑，奶奶不是還好嗎？3 天不是也還沒到嗎？怎麼現在人就往大廳上擱呢？趕快偷瞄一下，奶奶閉眼睡覺，呼吸相當平順……

　　75 歲的嚴奶奶肺癌末期，因癌細胞由骨頭轉移至右髖關節，活動時痛苦萬分，嚴爺爺及小兒子小萬，安排她住進腫瘤科病房。醫師建議家屬：「嚴奶奶已是末期病人，我們能做的，就是盡量幫她的疼痛症狀做緩解治療了。」於是在嚴奶奶同意下，轉入住進安寧病房。

　　進安寧病房那天，移動病床時，發現嚴奶奶立刻皺起眉頭，想必應該非常疼痛，我提醒周邊幫忙的醫療同仁，

多運用些各式小枕頭支托髖關節，大家數：「一、二、三！」再一起移位，這樣便可減少嚴奶奶的疼痛。我們開始和醫師翻閱嚴奶奶止痛劑用藥紀錄，希望能針對疼痛調整出最好的止痛劑量。

給了一劑嗎啡之後，嚴奶奶似乎舒服許多、露出靦腆的笑容問：「我好久沒有洗澡了，不知道，有沒有辦法，可以讓我比較不痛的、下床來洗個澡？」因為疼痛，嚴奶奶已經有一個月都躺在床上，只能擦澡解決，頭髮都是請醫院的美容院派人來病床邊幫忙洗頭髮。

我告訴奶奶：「我們病房有 SPA 級的氣泡按摩浴缸可以洗澡、泡澡，還可以洗頭呢！」

「真的嗎？」嚴奶奶眼睛都亮起來了：「真好、真好，今天我可以洗嗎？」

我看看小萬，想知道家屬意見如何？

「媽媽說好就好。」

於是大家開始準備嚴奶奶換洗衣物、喜歡的沐浴乳、洗髮精和乳液，用消毒液清洗浴缸後，推洗澡床到嚴奶奶病床邊，先讓嚴奶奶翻身至一側，洗澡床放置奶奶背後，大家數：「一、二、三！」嚴奶奶輕而易舉的移到洗澡床，

確認嚴奶奶握緊把手以防跌落後，一群人浩浩蕩蕩推奶奶到洗澡間洗澡，嚴奶奶一路笑得好開心。

　　洗澡床往下降後，床面漸漸接觸溫水，我們潑一點溫水在奶奶身上，問她：「水溫 OK 嗎？」嚴奶奶高興得直點頭。按下按摩功能，洗澡床側邊「噗嚕噗嚕」打著氣泡，CD 機裡播放著老歌，嚴奶奶跟著哼哼唱唱，嚴爺爺嘴角露出微笑，卻也忍不住的抹著淚，浴室瀰漫著愉悅的氣氛。

　　正幫嚴奶奶洗頭髮時，奶奶突然大聲說：「剛剛菩薩跟我說，我三天後要去菩薩那裡。」

　　「嗄？什麼？奶奶您再說一次，我們沒聽清楚，菩薩跟您說了些什麼？」其實內心不免擔憂這下子是發生了什麼狀況？怎麼菩薩都跑出來了？

　　「妳是在哪裡看到菩薩的？」嚴爺爺也嚇一大跳。

　　「就剛剛腳比較不痛，你推我去花園路上，開門時看到菩薩，祂說 3 天後，我會去找祂。」

　　「奶奶，看到菩薩的當時，您的想法是？」

　　「人說看到菩薩是好事，所以我才想說要去菩薩那裡了，當然要先洗洗乾淨，等一下我們就出院回家好不

好？」嚴奶奶充滿期待的盯著嚴爺爺。

「回家？剛轉來安寧病房，就立刻又要出院回家，不好吧？」

「就算要回家，還要做一些準備，我們先洗完澡，才不會著涼，洗完後，我再和醫師討論您回家要準備的東西，這樣好不好？」我哄著嚴奶奶。

「叫小萬等一下準備三個黃金，之後會用到。」在回病房途中嚴奶奶拉著嚴爺爺交代。

「幹嘛要小萬準備這些？」

「留給他們三個兒子。」

「黃金？」嚴爺爺一頭霧水嘟囔著：「這、這是怎麼個說起？」

「我想奶奶想把錢財，乃至於最好最珍貴的，都留給你們吧！」想完成奶奶想做的，肯定奶奶的用心，是我這時可以幫忙做的。

「好，那我去想辦法。」回到病房，小萬一聽說，便打包票要嚴爺爺放心。

洗完澡後，嚴奶奶舒舒服服的睡著了。嚴爺爺、小萬、我及醫師四個人開了家庭會議。針對「菩薩說 3 天後

會再見」是不是意味著嚴奶奶即將「過世」？別說我們迷信，臨床上，的確是有些末期病人，彷彿是自己能預知大限、且滿準的。我們做了一番分析及討論，結論是：嚴奶奶目前生命徵象穩定，生理瀕死症狀沒有出現任何一項，唯一可以解釋的，就是臨死覺知（指病人有預感自己死之將近），但是菩薩預知的算不算數呢？不論如何，我們還是跟家屬溝通，做瀕死準備及嚴奶奶要回家後的居家照顧相關事宜。傍晚，嚴奶奶帶著口服嗎啡止痛藥物、借了氣墊床辦理出院回家，臨行前，我們約好隔天會去做居家訪視。

隔天到嚴奶奶家，一開門看到借來的氣墊床放在客廳地上，嚴奶奶躺在上面，床尾擺著她之前自己準備的壽衣和鞋子。我心中充滿疑惑，奶奶不是還好嗎？3天不是也還沒到嗎？怎麼現在人就往大廳上擱呢？趕快偷瞄一下，奶奶閉眼睡覺，呼吸相當平順。

看到三個兒子及嚴爺爺都守在客廳，眼神透露著疲憊，看到我們立刻站起來，小萬上前悄悄的說：「昨晚回來，媽說要去菩薩那裡了，要裡裡外外都要乾乾淨淨，說不要吃東西、不餓，還說要睡在大廳。我就想說睡木板床

又太硬，所以拿借來的氣墊床擱地上，給媽媽墊著睡。」

　　「我看她明明說話還很有力氣，昨天睡得很好，一點都不像要往生的樣子，只是這樣不吃不喝好嗎？她還說連止痛藥都不要。」嚴爺爺有百般的不捨。

　　「一般來說，往生前腸子蠕動功能會減弱，會不想吃東西。而這個時候水分吸收功能也會下降，不餓也不吃東西是正常的狀況。奶奶意識還很清楚，肚子餓自己可以感覺得到，想吃她會自己說的。」我寬慰著嚴爺爺。

　　至於幾天往生的問題，經醫師做身體評估，生命徵象穩定度如出院當天，疼痛指數 0 分。奶奶回家後直說：「真好、真好。」針對全家守著一夜，沒人敢闔眼，我們請小萬製作輪班表照顧，輪流看護和休息，提醒往生後還有不少相關的儀式，現在不保留體力，到最後一刻全部掛點，可能無法做好嚴奶奶交代的後事。

　　第二天踏入家門，看到奶奶由小萬扶著在客廳走動，雖然可以看出體力衰弱、站不穩、會軟腳，但奶奶精神很好，沒有疼痛不舒服的表情，還邊走邊環顧家裡四周。

　　「奶奶，菩薩昨天還有來看您嗎？」

　　「沒有。」

「菩薩說的 3 天，也就是明天，會不會擔心要去找菩薩？」

「有菩薩作伴很好啊，我都乾乾淨淨的準備好了。」

「奶奶準備得很周全，爺爺還有兒子們都陪在旁邊，還排班表輪值呢。」

「對呀，很好！我們小萬不愧是當家的老大。」嚴奶奶的稱讚讓小萬很不好意思。

我還半開著玩笑：「小萬的心思縝密周全，一定遺傳到媽媽的認真。」

送我出門後，小萬還是忍不住問：「我媽真的明天會走嗎？不可能吧？」

同理小萬的擔憂，我仍告訴他：「做好萬全的準備，至於什麼時間點，時候到了就到了，並不重要，重要的是嚴奶奶走得沒有痛苦，很安詳。」

「是啊，我媽在醫院和在家裡差很多，回家竟然這兩天都睡得滿好，幾乎不喊痛，或許回到家，真的對媽媽才是最好的。」

第三天早上，我們再次來到家中，嚴奶奶很平靜的在睡覺，但對叫喚沒有反應，小萬找我們到他家。一量血

壓，嚴奶奶收縮壓只有 70mmHg，呼吸出現了臨終症狀
瀕死前的嘎嘎聲，四肢開始有些發涼，我們知道時間真的
到了，邀家屬一起幫奶奶穿上壽衣，唸佛機輕聲播放著嚴
奶奶生前最常聽誦的佛號，大家靜靜的陪在她身邊，送她
最後一程。

常聽到末期病人的家屬問醫師：「還剩多久時間？」而醫師們總必須扮演「神算」，告訴家屬一個時間點。

　　臨床上醫師如何判斷生命末期呢？一般會依循瀕死徵象出現的多寡，出現越多代表離死亡時間越近。瀕死徵象之一「臨死覺知」，指的是病人預感自己死之將近，常發現病人會表示要回家，例如要回去天上的家、回主的懷抱等等，但這需悉心觀察，要區別病人是想回家做居家照顧，還是預告要回宗教信仰的家。

　　有的病人會說：

　　「我要去很遠的地方旅行了。」

　　「我看到你往生的父親來接我了。」

　　「我好像看到自己在排隊上火車，車掌司機來收進站車票，跟我說你不是這一班的票，快下車！下車回頭看，車的終點站是天國。」

　　「我看到蓮花座了、地藏菩薩來帶我了。」

　　身體是病人自己的，也就是說身體病況的好壞，病人
自己是最清楚、最了解的。臨床上發現，臨死覺知的準確
率極高，儘管通常家屬多半信半疑，甚至懷疑是病人胡言
亂語，醫療團隊會順著病人意思，協助家屬做萬全準備乃
至於心願的完成。

文／堅叔＆瑞萱

這樣也不是我願意的

雄哥比著嘴巴，又指指我，我不懂的望著雄嫂。

「他問妳為什麼不戴口罩？不怕他傷口有味道嗎？」

我連忙開著玩笑轉移氣氛：「雄哥，我蹲著只是想讓你看到，是哪個漂亮的姑娘來照顧你，之後我會天天照顧你，你總要認識我吧？」

在病房初見的雄哥，左臉頰因下顎癌已被侵蝕一個大洞，沒有半邊臉頰，連嘴唇都只有一半，傷口延伸到脖子，可以看到血管脈搏跳動，被侵蝕的肌肉組織，帶著黃綠色分泌物還滲著血。傷口傳來陣陣腐臭的味道，幾隻小果蠅飛來飛去，而且傷口只簡單塞幾張衛生紙沒有用紗布覆蓋。因為脖子有大面積傷口，無法支撐脖子，沒了嘴唇口水直流，雄哥坐在椅子上低垂著頭，口水直流，說話互

動只能斜眼看對方或比手勢。

　　為了方便雄哥可以和我對話，於是我蹲在椅子邊（過去學習到同理心溝通，最好的角度位置是與病人目光要能平視），開始自我介紹並說明安寧病房照顧事項。但因離傷口好近，陣陣傳來的惡臭味更濃烈，突然間我看到傷口內塞的衛生紙，有兩隻蛆在裡面蠕動，天哪──從小到大只在電影中看過蛆，從未親眼目睹過活生生、還會蠕動的蛆！忍住心中的震驚和不由自主的雞皮疙瘩，繼續若無其事的說明……

　　雄哥突然眼淚直淌，我嚇了一跳，深怕是不是說錯話了？連忙問：「傷口這麼大，我想應該很不舒服，很疼嗎？我來幫您想想辦法。」

　　雄哥搖搖頭，用手勢比畫要筆、紙寫字，拿給他，雄哥歪歪斜斜寫著：「沒人、近」又在胸口比畫著。

　　我滿臉疑惑。

　　「他的意思是說，很久、很久，沒有人敢這麼靠近跟他講話，很感動；因為大家看到他的傷口，都閃躲得遠遠的。」雄嫂紅著眼眶幫忙解說。

　　雄哥比著嘴巴，又指指我，我不懂的望著雄嫂。

「他問妳爲什麼不戴口罩？不怕他傷口有味道嗎？」

我連忙開著玩笑轉移氣氛：「雄哥，我蹲著只是想讓你看到，是哪個漂亮的姑娘來照顧你，之後我會天天照顧你，你總要認識我吧？」

雄哥右邊嘴角微微上揚，很吃力的往右邊傾斜，斜眼打量我一番，用手比了個讚。

在互動中，讓我感受到簡單的一個動作，讓雄哥感動到不行，可見過去的照顧者，或朋友們，和雄哥的保持距離，讓雄哥的內心也受到不少的傷害吧？雄哥傷口的蛆，表示沒有好好清潔傷口，那麼身體應該也沒有好好的洗過澡吧？於是我決定再讓雄哥感動到不行：「雄哥，你要先換藥呢？還是先去我們的浴室泡個澡？」

雄哥整張臉很吃力的往右邊傾斜，並斜眼打量我，用手比出洗澡動作，眼睛瞪得大大的，滿是不信。

「對呀，我們病房和一般病房不一樣，有一間 VIP 級的浴室，是針對活動不方便、無法走到浴室去洗澡的病人而設計的。」

雄哥擔心得用手比個圓形，還用力的晃著；雄嫂忙問：「要不要錢？自費會很貴嗎？」

「放心啦，安寧病房有健保給付，洗澡不用額外收費，而且，我們拒收小費！」

雄哥雄嫂難以置信的對望，然後一起對我猛點頭。一陣比畫後，雄哥了解洗澡的步驟，因為傷口很久沒好好換藥，決定先簡單換一次藥，避免把洗澡水弄髒，洗完澡再來一次傷口大整理。

找來醫師一起幫忙夾掉蛆，用稀釋過的雙氧水清潔傷口以減少腐臭味，並在床底下放盆咖啡渣吸附惡臭。經過兩個半小時，終於完成洗澡加傷口換藥的大工程，雄哥不僅乾淨，病房又有著淡淡的香味，室內也沒有小果蠅了。

趁著雄哥午睡，雄嫂與我細細說起從前……

生病手術後，原本雄哥照著鏡子，還堅持可以自己換藥，後來傷口越來越大，手又會抖，根本沒辦法自己換藥，不知道是不是怕別人弄痛他，連雄嫂都不准幫忙。

「說實話，我看到傷口，說不怕是騙人的……」雄嫂和我站在病房口說話，衣角被她無意識的扭到皺巴巴：「傷口都是他自己塞衛生紙或紗布，因為口水一直流，紗布還要貼膠帶，很難換，之後他就常常用衛生紙接口水，傷口也不蓋紗布了，可是那個味道，連小孩聞了都會吐。

他可能知道我和孩子都很害怕那個血肉模糊又不遮掩的傷口，之後他就常常自己關在房間裡，幾乎不出房間走動。吃東西他堅持自己灌鼻胃管，心情不好就不吃不喝，我進房看他，他只寫求死、讓我死、幫我趕快死去。要不是怕會嚇壞年幼的孩子，雄哥早就在家自盡了。」

「傷口這麼大，之前有住院過嗎？」

「我不是沒勸過他就醫，但這麼大的傷口，根本不能坐公車，只能叫計程車。有一次才坐上車，司機說好可憐喔，怎麼搞到這麼大的傷口？味道好重啊……雄哥馬上揮手要司機停車，他下車不坐了。之後連門診都不想看了，因為一來門診，總有人會一直看著他竊竊私語。之前，醫生曾跟我們說過腫瘤這麼大，鼻胃管和氣切若更換，拔起來下次也不一定放得回去，所以雄哥就沒再回醫院，都是叫我去拿藥。」

「唉，雄哥心裡一定很難過。」

「嗯、雄哥過去是漂丿的男子漢，長得又像明星，儀表堂堂，生意做得嚇嚇叫，算人生得意吧；他真的從來沒想過自己會有如此狼狽落魄的一天，沒臉見人、不敢踏出家門半步。生病後雄哥脾氣越來越不好，不講話、也不溝

通。」雄嫂眼睛盯著天花板，拚命的眨呀眨，讓人心疼。

「這段時間，辛苦妳了。」

「問話不回，想幫忙也不知道怎麼幫，有回問急了，他在寫字板上寫我會趕快死讓妳稱心如意，然後狠狠的摔過來……他怎麼可以這麼不懂我？我從來並沒有因為他的病嫌棄過他啊！」

「這次雄哥怎麼會肯到醫院來呢？」

「我怎麼勸他、求他、跪他，他都不肯，後來我拜託他從小到大的死黨從國外回來，是他出面，才說服雄哥再到醫院來的。」雄嫂牽起我的手，雙手緊緊的握住：「好久沒看他笑了，謝謝妳願意靠近和他說話、還幫他好好的洗個澡，我知道，這些，原本是他想都不敢想的事。」

一週後，雄哥因併發敗血症在醫院過世，在他最後的彌留時，我們幫雄哥的容貌，做了些掩飾，儘管還是覆蓋著紗布，卻讓他變得好看些。我永遠忘不了，雄哥念小一的雙生兒女，那天跟著我出病房，拉住我說：「阿姨，你們讓爸比看起來，不再可怕了，謝謝你們。」

自我尊嚴感喪失。是末期病人靈性照顧課題之一，造成自我封閉、退縮，不與人互動等行為。一句說者無心的話、一個好奇的眼神，扼殺了雄哥病後敏感自卑的心靈，不僅關閉了雄哥的與人溝通，也剝奪了接受醫療照顧的意志。

　　臺大醫院緩和醫療病房，曾調查末期病人對生活品質的看法，排名依序為：不痛、不喘、能走、能坐、能吃、能動、心情愉快、看開、過一天是一天、比上不足比下有餘。這些似乎是正常人的期盼，也就是說，即使是末期病人也期望被一般正常人的對待。所以在照顧過程中，我們會以一般正常人的需求角度，去評估病人的需要。

　　比如和雄哥說話，需很吃力才能看到對方面孔，那麼就貼心的蹲下身，慢慢說話。雄哥低垂著頭，脖子肩頸應該會很痠，就教雄嫂及小孩如何按摩放鬆肌肉，再放個小枕頭讓雄哥躺床時右臉頰有支托。傷口如此大一定很痛，

那麼就貼心的告訴雄哥，會先打止痛針再換藥，撕膠帶會
很輕柔。知道雄哥在意自己傷口的味道，就貼心的不戴口
罩，盡力把傷口包紮美觀，室內除臭，也是找回雄哥尊嚴
的舉動之一。

　　安寧照護一路走來，十多年了，我常常在想：可以多
幫忙病人、家屬些什麼？能多提供些什麼撫慰他們？儘管
醫療之外，我們能做的是貼近他們無奈又無助的心，有時
能力所及的扶一把，對他們來說，都是雪中送炭般的溫暖
吶！

文／堅叔＆瑞萱

堅叔開講：

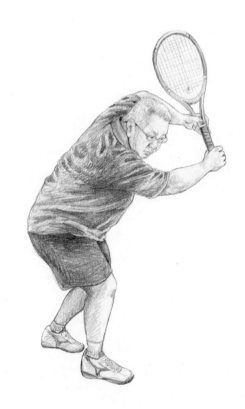

　　打網球要有霸氣，面對醫療決策也一樣，該當機立斷時，就不該推拖拉的錯失先機……

是問號還是驚嘆號

　　團隊開始做居家服務不久，碰到一個阿嬤的個案，那個阿嬤很堅持「就是要死在家裡」，所以末期狀況還沒有很差就回去了。團隊大家想：「沒關係啊，過去她家照顧，反正沒兩三天就往生了啊！」

　　因為過去經驗都這樣，無論在臺大醫院總院或雲林分院，留一口氣回家的病人都當天就往生了。沒想到這位阿嬤回去三天都沒往生，連我都覺得怪怪的，我也去看一下。到第五天，還沒往生。我看她生理跡象明明就快了，但我們照顧她的醫護都遲疑了：「沒吃沒喝，到現在都還沒往生耶？」

　　是誤判了嗎？當然不是；因為我們之前沒有那麼早放末期病人回去嘛！總覺得說病人血壓都不太行了，放在醫院搞不好都沒辦法撐到五天，沒想到結果一回家去，撐了

個十幾天！末期病人的往生時間點，可能就是問號、驚嘆號，怎麼會是這樣？哇，壽終正寢，竟然會是這樣！不到最後，往生這件事，跟我們想像的不太一樣，即便是醫學再發達。

這種案例會越來越多！可是現在有一個問題，變成末期病人回家裡往生，如果沒有馬上走，他可能拖了一段時間，叫家屬怎麼辦？尤其當病人堅持不肯再回醫院。可是就那幾天待在家裡，家屬會怕呀，明明是要往生了，還拖著怎麼辦？全臺灣都還沒醫療團隊在幫忙處理這一塊呀！

因緣際會，讓我在金山醫院碰到了這一群理念相同的醫護人員，才能堅持下去做，香蓮和旭華兩位護理長，原本都是萬芳醫院的護理長，她們為了奉獻偏鄉到金山來，再加上護理部瑞萱主任，兩位家醫科的醫師徐愫萱和施至遠，組合之後，我一推，就把他們送出去開疆闢土了。謝謝這群夥伴碰在一起，同心協力才有辦法擦出這些火花出來。

在處理那位阿嬤的過程裡，發現光有醫護人員是不行、不夠的；萬一多幾位回家好幾天卻沒往生的末期病人，是會把醫護人員操到翻過去！這才發現有一些情況需

要藥師，有時需要物理治療師、及營養師，甚至需要社工師與心理師處裡家庭衝突與悲傷輔導，以及秘書室幫忙協調，就這樣湊，慢慢越來越多人。接著發現在偏鄉奔波，沒有司機也不行，別小看我們的司機大哥，他一定要有救護車的救護員證照才行；就這樣，弄了一個團隊快三十幾個人。

　　有意思的是，團隊的每一個人，在出勤的過程中都被感動到，會覺得一個末期病人走了，我們能幫得上忙的地方竟然這麼多，而且有些事，只是舉手之勞，家屬卻感動到讓我們也超感動自己的所作所為。

　　我在金山送的第一個末期病人是個卵巢癌的阿嬤，我查房時問她：「阿嬤，有沒有什麼是我們可以幫忙的啊？」

　　插著鼻胃管的阿嬤虛弱的問：「可以吃粽子冰嗎？」

　　那時候是八九月吧，天氣真熱。

　　「可以啊！」

　　我話才出口，他兒子急著攔：「醫生，不行啦，我媽那個肚子都塞住了，不能吃。」

　　「阿嬤，可是汝吃了會吐喔！」我還是提點她一下。

　　「沒吃也吐啊！」阿嬤滿臉委屈和失望。

　　我一想：「沒關係啦，讓阿嬤吃啦！阿嬤說要吃的粽子冰，是一種傳統的三角冰棒啦，你們有看過那種三角冰嗎？」

　　「現在找不到那種冰了啦。」阿嬤兒子不太高興，還是不想讓她吃。

　　「換吃雪糕好不好？」我跟阿嬤商量。阿嬤兒子和女兒，眼神全寫著你這院長是來亂的喔？

　　「沒關係啦，只要媽媽有胃口，含一下，讓她再吐出來就好了嘛！」我隱忍沒講出來的是：阿嬤都剩下沒幾天了，就成全她難得有的這一點點的口腹之慾吧。

　　兒女聽懂我的意思，就去買了一堆冰棒、冰淇淋，一家三代十幾個人，就在病房吃開了。第二天下午查房──

　　「咦，阿嬤人怎麼不見了？」

　　護理長說：「早上就走了。」

　　我想慘了，要被罵死了！

　　阿嬤的家人要把我罵死了，一吃完雪糕就走人了！第二天，阿嬤的兒子專程來一趟指名要找我，大家都替我很緊張。阿嬤的兒子一進院長室，就先鞠躬：「謝謝院長，

謝謝院長成全了媽媽最後想吃到的冰。我們之前攔了好幾天不給她吃，現在回想起媽媽當時好失望，都覺得心不安，還好院長你成全了，媽媽走得很安詳，謝謝、謝謝！」

　　雖然照顧末期病人壽終正寢，的確是沒那麼簡單，但是為了完成病人的心願，最後幾天想要在家裡的話，我們盡應量試著去家裡照顧他。我們家醫科醫師都是安寧專科醫師，走進社區後就深刻體會到，在宅往生這件事沒那麼簡單，跟他們在安寧病房學到的不完全一樣。因此，大家都認為我們應該多花一點心思，用更貼近病家的方式，來做安寧照顧；初期我們曾經成立過24小時聯絡中心，後來因人手問題取消掉了。

　　有個讓人印象很深的案例，一位熟年太太是末期病人，她要回家時有準備嗎啡的止痛貼片，還特別交代：「有事要打電話來我們醫院。」當晚深夜十一點多，家屬打電話來問：「我太太說她很痛，可不可以再多貼一片止痛貼片？」接電話的護理師心想我又沒照顧過這個病人，隨口就答：「你們不怕過量啊？」

　　這下家屬火了：「是你們叫我有問題打電話來，妳這

回答算什麼？」

「要不然你就再送病人到急診來好了。」

「你們知道我太太就是要在家裡往生的啊！你們不是勸我要成全她的心願嗎？怎麼現在又叫我送來急診？妳找看看有沒有人可以回答這個問題。」

剛剛好那天值班的醫護都沒有人照顧過這個病人，加上當晚急診滿載，大家忙昏了，話回得有點嗆：「就跟你說了呀，有問題送來急診，不要再吵我們，我們現在病人多很忙。」不得了，這下子家屬就撂話：「XXX（國罵喔），你們等著接投訴好了！」

第二天一早，旭華來上班，聽到轉述超緊張，馬上就趕去病人家照顧安撫，結果那天晚上病人就往生了。事隔不久，醫院收到兩張函，一張果然是來勢洶洶的投訴函，投訴那一晚的電話糾紛；另一張，竟然是同樣來自這家人的感謝函，因為家屬親眼目睹在旭華的妥善照顧下，病人走得沒有痛苦。

經歷過這個故事，我才驚覺：「24小時聯絡中心是沒有意義的！」如果是單純的換換管子還好，太針對性的醫療處置，不是個案的負責人，處置上的確是有困難度的。

後來我就建議：「把公務手機號碼交出去給病家，他們才會安心！」這下不得了，當然反彈，大家都不願意，怕不堪其擾成為行動 24 小時的 7-11。

　　「要不我們每個人先試一個病人看看，如果感覺還可接受，就往前走，如果不行，我們就此打住。」不久碰到一位住在萬里山上的病人，是某大醫學中心安寧病房回家的，他是肝癌患者，常在醫院進進出出、只要家人送他進醫院就吵著要回家，否則就抗拒一切。

　　那時在醫學中心安寧團隊拗不過他，也跟他說：「你可以回去，我們去看你好了。」可是醫院從來沒有人去看望過他，病人又氣又怕，覺得我只是想回家，卻被醫院給放棄了。回到萬里後，聽說金山這家醫院安寧做得不錯，他就來了。

　　看完診他要離開醫院前，施醫師說：「你放心回家，我們會去看你，一定會去。」病人既擔憂又害怕的搖著頭，臨走前回看的那一眼，悲傷又絕望。隔天，第一次去家訪，發現他們家在好遠地山上，連我們在地的司機都找不到路，怪不得先前的醫學中心都沒去看他！病人看到我們，痛哭流涕：「我們住山上，路遠又不好找，你們竟然

真的來了。」要走的時候香蓮護理長交代他兒子：「你有事就隨時找我們，沒關係。」之後我們去看了他三、四次，十天左右吧，病人就往生了，臨終前他跟家屬說：「我死得不冤枉，醫生都有來看過，是我自己真的沒救、大限到了。」

我們事後才知道，病人是半夜兩點多往生的，一直到天亮七八點了，他兒子才打電話給照顧的團隊，說他爸爸往生了，問我們能不能去看一下？大家才發現，其實病家也是有節制的，是很貼心的，不會隨便亂騷擾醫護團隊。幾次個案之後，純樸的醫病關係讓大家卸下心防，到現在為止，醫護團隊每個人都把電話交出去，也都沒有人在三更半夜莫名其妙的被騷擾到。

問題是這個動作——把手機號碼交給居家照護的病家，我相信臺灣沒有幾個人敢做！為什麼？有醫護人員會心存疙瘩：「把我電話給你，你是末期病人，又不是急症，我去不去你都會死啊！」可是對家屬來講，病人的突發狀況，在他們心理的感受上，就是急症啊！

慢慢的，我反倒是被我們整個團隊感動到，他們從一次次的親眼目睹、親身體會病家的喜怒哀樂中，將心比心

之餘，無形中變得更懂得體諒與慈悲，不僅是對病家，包括他們個人和家人的相處或人際關係。尤其是司機大哥們，排不排班其次，只要聽到病家有需要，即便是在休假中被挖出來，也覺得是多做了件「助人為快樂之本」的事。

有人會問我：「今天像金山的這套標準，放到其他地區來做同樣的事，有沒有困難度？」當然一定有，醫護間認知的共識、醫病間信任度的共識，彼此間的犧牲奉獻，都有待磨練。但是坦誠說一句：「不這樣做，不行！」因為臺灣的快速高齡化社會，也逼得大家不得不去面對，現在偏鄉老人的孤單，和都會地區越來越多的獨居老人一樣，老了、病了，醫院床位有限，不可能一直收留著，那這些老人回去後，越老越病怎麼辦？日本的老人最多，他們都已經開始在做「在宅醫療」了，不見得是安寧喔；是到家服務的在宅醫療。

居家探訪，萬一醫護團隊人手調度不過來，我只好動員內勤行政同仁，跟他們商量：「一年 52 個禮拜，我們把金山分六個區，假設一個禮拜大家輪流家訪兩三家，一年就一百家多家被關照到，我們共六組，就有六百多家被顧及到。如果可以持續兩三年下來，那麼兩三千個重要家訪

對象，不就都訪到了，大家也都變成在地鄉親的麻吉，這
樣不是很好嗎？」

　　果然，皇天不負苦心人，我們真的和金山的鄉親們，
感情麻吉得很！

第二章

有機往生

　　有機往生？就是順其自然啊，讓生命末期的病人，沒
有人為工法的干預，去延長死亡的過程……

非死不可

「急診9595！急診595！」

醫院傳來廣播，所有醫療人員趕忙放下手邊工作，各單位派員支援急診急救工作。衝到急診，已看到一位同仁和保全人員在急診大門口外，準備迎接119並接手急救工作……

急診護理站秘書室同仁、批掛同仁，已開始準備掛號及安撫現場留觀的民眾，急救室數位醫護人員已著手準備插管、點滴、急救壓胸等相關設備。同時支援醫師開始了解送來的個案是內科或外科，開始沙盤推演等一下合作計畫。

急診護理師告訴我們：「剛剛無線電廣播的內容，說是萬里海邊發現有一位女士海釣落水，消防隊前往救援，

預計送往本院急診做後續救治。」

　　同仁談論著颱風登陸前，海邊風浪理所當然的壯觀洶湧，還跑去海釣落水？有沒有搞錯啊？是年輕人尋求刺激嗎？真是在跟誰過不去呀？還沒有討論出一個猜測時，119 已飆達急診門口，急診護理師接手壓胸急救動作，一路搶進急救室。

　　映入眼簾的是一位約六十幾歲女性，全身濕透到處滴水，大夥合力開始幫病患移位至急救床上，有人接上自動心肺復甦機進行壓胸，有人開始協助醫師插管並接上呼吸器，有人打開烤燈讓病人保暖，有人找血管協助抽血輸液治療。

　　在七手八腳完成插管、抽血送檢、打上點滴每 3 分鐘施打強心劑後，我們開始剪去衣物，便於治療、並檢查她是否全身皮膚完整，及尋找相關身分證件，結果身上無任何文件，只有一串鑰匙屬無名氏，急診室立刻通知警察，協尋落水現場是否有相關文件。

　　在一陣忙碌中，突然聽到一聲驚叫：「怎麼會這樣？怎麼辦啊？」

　　所有人嚇到立刻停止動作，抬頭一起望過去，護理同

仁指著病人右手臂，上面貼了透明防水膠帶寫著：我有簽DNR不可以急救，以免觸法！

「嘎？我們觸法了嗎？」這下大家傻眼了。

我腦中立刻閃過安寧緩和條例及適用性：「落水為緊急意外事件，非末期病人，急救屬適當作為。」主治醫師也看著我點點頭，豎起大拇指，大家才鬆了一口氣，怎麼也沒想到，看似單純的旅遊景點落水，怎麼又會跟安寧療護牽扯在一起？急救30分鐘後，病人恢復心跳及呼吸，因本院無加護病房，所以安排轉院到鄰近區域醫院做後續的治療。

警察接著在現場發現一台摩托車，利用車牌號碼尋找到家屬，經了解病人住汐止，根本不會海釣，疑似因家庭問題發生激烈爭吵，氣不過、想不開，颱風天跑到海邊來結束生命。這是個企圖以自殺來結束生命的事件，當時若沒有急救，醫療人員豈不是就協助自殺嗎？想想身處在現在的醫療環境，在急診搶救背後的真相沒弄清楚前，還真需要步步為營、小心為上。

安寧緩和醫療條例修正案，已於 2013 年 1 月 9 日通過，名詞定義中詳細說明：

　　安寧緩和醫療為減輕或免除「末期病人」之痛苦，施予緩解性、支持性之安寧醫療照顧，或不施行心肺復甦術。

　　末期病人，指的是罹患嚴重傷病，經醫師診斷認為不可治癒，且有醫學上之證據，近期內病程進行至死亡已不可避免者。

　　不施行心肺復甦術的適用對象是針對末期病患，而像溺水、噎到、跌倒、車禍等的例子，屬於意外，送醫時一定需盡力搶救，否則有違「醫師法」第 21 條與「醫療法」第 61 條：遇危急病人，應先予適當急救。

　　所以當「緊急情況」經「全力搶救」即可避免死亡發生，當然不應該輕言放棄任何努力；但如果「全力搶救」後並無法避免死亡，而只是是延長死亡過程，增加病人痛

苦；這時才可依法撤除維生系統。

　　這件急診的突發事件，讓我們警覺到，民眾及醫療人員，都需要再次宣導 DNR 的正確觀念，簽署預立安寧緩和醫療暨維生醫療抉擇意願書」，先決條件必須是指，當生命進入末期的嚴重傷病患者，才適用 DNR。所以簽署了 DNR 的意願人，不論任何狀況送至醫院，被誤以為都不可治療和處置，是非常錯誤的觀念。

　　那麼末期的病人已簽署了 DNR，不幸發生心肌梗塞或跌倒以至於發生顱內出血等等意外事件，是否應違返病人意願，進行全力搶救，甚至於冒著開腦可能導至成為植物人的風險？

　　生命末期的病人，經歷意外事件，即使全力搶救恐難回復原有生活功能及品質，甚至無法避免死亡。此時醫師會進行相關診斷確認，必要時會召開家庭會議，統合家屬意見，並尊重病人意願，避免延長瀕死期減少病人痛苦。這樣，才能真正符合 DNR 立意的用心良苦。

文 / 堅叔 & 瑞萱

營養針

皮樣腫瘤，是一種生長緩慢所導致的發育異常良性腫瘤。化學療法、放射線療法，對這些腫瘤的治療是沒有效果的，所以手術切除，是唯一的治療方法。

7月底，是論文討論會的尾聲，徐醫師提出一位個案：「院長，我們接到一位個案家住萬里山區，診斷是 dermoid tumor with extensive intra-abdominal metastasis.（皮樣腫瘤），我看過她病歷，這是她腹部 CT（斷層掃描）。」徐醫師手指著 CT 片的變化邊一一解釋著：「應該是沒辦法開刀了，聽說個案已不方便下床，家屬希望我們可以到她家中去幫忙看看，但是家中已超過我們的服務範圍 20 公里，這樣我們可以接嗎？」

「哇！怎麼是長這種腫瘤啊？以她目前的狀況，也是

沒辦法開刀了。」沉吟剎那，院長下了決定：「好，我們先接看看吧。」

「院長，是什麼奇怪的瘤啊？長在肚子裡，可以長到這麼大？不能開刀，病人不會不舒服的有壓迫嗎？」我很好奇。

「這種腫瘤雖然是良性的，但它會一直長大，動手術是能切除，但切掉腫瘤後還會一直長，目前醫療技術無法掌控它的增生，很麻煩，得到這種病後，就等於得了絕症。」堅叔突然想到追問徐醫師：「個案今年幾歲了？」

「62 年次的女性。」

眉頭皺了一下，堅叔忍不住惋惜：「那麼年輕啊？好，能幫就幫，我們先接看看吧。」

8 月的第一天，有風，但熱呼呼的炎熱，大家坐在車上，但冷氣似乎也被熱昏了，感覺自己有些像密閉烤箱裡的食物，不耐煩陣陣襲捲而來。司機大哥額頭冒著汗，車也奔馳了半個多小時。

「到萬里了，接下來要往哪走？」

急忙翻開病歷，裡面夾了張家屬指點、我畫的簡單路線地圖：「應該往山區走，就這一條山路，對，順著山路

直直開，家屬是這麼說的。」經過了幾個彎路，約莫過了
15 分鐘，終於到個案家了。在外面迎接我們的是一位先
生及一個約莫 5 歲的小女孩。

　　寒暄後，我們進入約八坪大房間，首先撲鼻而來的是
一股無法形容的腐肉味道，映入眼簾的是一位長相清秀略
顯消瘦，但卻滿頭油髮塌在頭皮、前額、腹部隆起約長寬
30 公分乘 20 公分，高 10 公分肉瘤的年輕女子。

　　「妳好，我們是臺大金山醫院，社區安寧照顧團隊。」

　　「我知道啊，謝謝你們肯過來幫我。」小蕙說起發病
的經過：「我原本在桃園公家機關工作，4 年前一次腹部
劇痛發現腸阻塞，確診為這個病，醫生就幫我做了腸造廔
口，但後來病情也都沒改善。」

　　「臺灣有名的醫院，我們都去過了，最後醫生說可以
試試做化學治療，因為不是惡性腫瘤，要我們自費做，小
蕙也做了，偏偏病沒改善，做化療那段期間，還因為身體
太虛弱被感染了，插了氣管內管，送進加護病房。」扶小
蕙起身的老婦人，是小蕙的媽媽。

　　「那種狀況太可怕了，小蕙雙手被綁，插著管、講不
出話來，人是清醒的，她拚命咿咿嗚嗚的掙扎，我都不敢

帶女兒去看她，我們都快被嚇死了。」剛領我們進來的那位先生，是小蕙的老公阿坤。

「其實還沒送進加護病房之前，拒絕急救同意書，我就簽了，如果那時沒有硬要救我，我應該就過去了，我後來很生氣罵醫生，他說是我媽跪在地上一直磕頭，說錢不是問題，非要拚命搶救不可。」

「要不是我堅持到底，妳不就白白早死了？」小蕙媽說得振振有詞，還狠狠的瞪了阿坤一眼。

「我說過很多次了，是我自己要簽的，妳又不是不知道阿坤向來對我百依百順，我還在，妳就老為難他？妳叫我怎麼放心得下？」談病鎮定的小蕙，這下卻紅了眼眶。

「聽說妳現在都還去醫學中心看腫瘤科，現在對治療妳有什麼想法嗎？」徐醫師切入正題。

「我就是想，這顆瘤旁邊，能不能切掉一點？不要讓它這麼大顆。」小蕙眼神無奈中，懷有一絲絲希望的看著徐醫師。

「是啦，先切小一點再說嘛，這樣少點壓迫，人應該就會比較舒服些吧？」小蕙媽搶著搭話。

「腫瘤科醫師有給妳建議嗎？」

「我目前看腫瘤科，也有看外科門診，兩邊醫生都說再檢查一次。」小蕙目前在家仍使用靜脈營養針，每日由阿坤幫忙施打約 500 cc 全靜脈營養液。

離開前，我們幫小蕙做了身體清潔、傷口護理等服務，第一次看到傷口，對我這算資深的護理人員來說，真的是超震撼，因為傷口太大了，換藥過程中血不停的流，整個換藥過程花了約一小時。

在回程車上，我好心疼小蕙無助害怕、瑟縮著和 5 歲小女兒摟在一起的身影：「徐醫師，小蕙知道她的病情，但好像不知道狀況真的很不好？而且聽起來，媽媽對醫療處置還抱著很大的希望，還想積極救治，我們社區安寧的導入會 OK 嗎？而且她的傷口不時的流血，照顧起來會有相當難度耶。」

「我也有發現這個案有很多問題，除家屬對醫療看法沒有共識，不同的醫師，也給不同模稜兩可的應付的說法，小蕙雖然說她已經簽了 DNR，但言談中仍有很強的求生意志，似乎不知道死亡之將至。而且她媽媽仍持續要帶小蕙去不同的醫學中心看病，然後每次醫學中心的醫師，都讓媽媽帶回一堆的營養針在家施打。」

　　徐醫師神色凝重看著窗外：「病人應該要停止使用營養針了，不然只會養肥了腫瘤，讓腫瘤血氧充足，更容易流血；營養針對小蕙不會有幫助，甚至反而有害。但如果現在告訴他們，要停止使用營養針，小蕙一家人應該沒法接受吧？」

　　回院開會時，聽完我們的報告，堅叔認為：「先請外科楊醫師評估看看吧？若真的不行動手術被再次證實了，我們就該坦誠的告訴小蕙和家屬。」

　　兩個禮拜後，楊醫師看完CT，決定一起和我們到小蕙家一趟。

　　才進門。

　　「腫瘤比上週更大了。」小蕙媽把徐醫師拉到一旁，小小聲的說：「你們來太好了，我和阿坤一起換藥，要花快兩個小時，有時血還用噴的，真的嚇死我了。」

　　團隊檢查小蕙的腸造廔口，周圍皮膚破皮很嚴重，我們除了換藥，也更換腸造廔口貼布，發現周圍皮膚因為太薄，腫瘤細胞長出來了，腸造口周圍皮膚已破得比腸造廔口的洞口還大。

　　「小蕙，我是外科的楊醫師，妳的腫瘤已經佔滿整個

腹腔及後腹腔，若整個拿掉妳的腸子會被挖空，可能——」

「我是希望旁邊垂下來的肉，能先切掉。」

「可是目前看起來血流豐沛，動刀應該會血流不止。」

「真的沒法切囉？」小蕙媽焦急的抓住楊醫師問。

「目前動刀，會加速死亡。」楊醫師實話實說。

小蕙滿臉灰敗，不發一語。

換完藥後，徐醫師決定要實話實說，即便是實話很傷人：「以小蕙現在的情形，我建議，營養針可以慢慢停止使用，現在使用，只是，持續養大腫瘤而已。」

小蕙夫妻驚訝的相視，難以置信。

「可是她吃得很少，沒有打針，營養怎麼可能夠？」小蕙媽急慌了。

「可是，事實證明，看得出來，進入體內的營養，都被腫瘤吃了，所以腫瘤越來越大，腫瘤細胞也從皮膚薄弱的地方，一直持續往外長。」

小蕙媽媽低下頭：「我明天還要去 XX 醫學中心腫瘤科，我要再問問醫師。」

在每週的個案討論會，我們將小蕙的問題及我們的擔

心提出來，最後堅叔決議：「停止營養針持續的給予，因只會養大腫瘤而已，反而導致其他地方的血流不足。家屬意見須再整合，避免徒留遺憾，小蕙最後往生的幾種可能性需明白告知，要讓家屬心理有所準備。下次探訪，我跟你們去好了。」

到小蕙家，阿坤帶女兒去幼稚園上學，家裡只有小蕙母女在。

「雖然我們是第一次見面，小蕙的病歷我都看過了。」知道堅叔的身分是金山醫院的院長後，小蕙媽媽直呼：「怎麼可能院長親自會來我家？」所以當堅叔開口說話，小蕙媽倒是靜靜的聽下去。

「為什麼我們會說不強迫進食比較舒服呢？因為身體最重要的器官，現在都努力的維持小蕙呼吸，一直勉強她吃東西的話，器官分身乏術，會很辛苦。所以我才會說，她能吃多少，就照著她的感覺決定，小蕙自己的感覺會比醫生還準確，量力而為，吃多少不要勉強。到最後如果吃不下，就不要吃了，越不吃，人才會越舒服。」

堅叔彎下身看一下小蕙的膝蓋：「人的身體機制會自我調整，就好像家電廣告說的自動省電，不需要用的時候

會停下來休息。因爲不想吃不想喝、腸胃道就不運動，正常人的手腳四肢血液循環，或肌肉動作都會消耗氧氣，人在虛弱的時候，運動量減少了，有時會根本就很難量到血壓，實際上是因爲血全部都集中在腦部、肺部、心臟，剛剛好可以應付病人身體最基本的需要。」

　　看小蕙媽聽得下去，堅叔接著說：「到最後，小蕙皮膚會越來越皺，但人會越舒服，表示身體維持在輕微的脫水狀況，水分不會滯留在肺部，病人的感受就會比較舒服。如果到後來小蕙眞的覺得身體很不舒服，就送到金山醫院來。」抬頭看到站在門外，掩嘴哭泣的阿坤，堅叔招手要他進來：「如果發現小蕙已經成仙了，就都不要動，趕緊通知我們團隊，我們會過來。」

　　小蕙媽低頭垂淚，小蕙自己反而點著頭。

　　「會這麼坦白的溝通，是不想因誤會病況可預知的轉折，而造成小蕙多受折磨。因爲不管從腫瘤治療的改善或痊癒來說，病都是不可能往好的方向走。對小蕙日後比較好的方式，是一次大出血，意識不清，就這樣過去了，不然腫瘤細胞會一直生出來，身上皮膚破得一塌糊塗，會很辛苦。」

「既然院長都明說了⋯⋯」小蕙媽深呼一口氣，緩緩的握住女兒的手：「這個病，小蕙多少是心知肚明的，私下求過我很多次，她不要這樣活著，眼睜睜、一天天、看著被腫瘤長大撐破這裡、撐破那裡。」

「如果你們心裡有所打算，可以先把它記下來跟我們談，這樣我們可以依小蕙的意思，把照護計畫擬得細膩一點。器官功能好的時候，跟衰竭時不一樣，做一樣的照顧效果也會不一樣，比如像是肺臟，是一部分、一部分在衰竭。」

「昨天下午我去 XX 醫學中心拿藥順便問複診，她的主治醫生還反問我，小蕙還有需要複診嗎？我難過得一路哭回萬里。」

「其實小蕙還可以再做一件事，妳有寫日誌的習慣嗎？」

「沒有。」

「我覺得，妳可以把一些事情寫下來，錄音也好，把一些想對媽媽說的話，現在卻又說不出口，可以先錄下來。想跟媽媽講，應該要講的，包括對先生的、甚至對女兒的期許，想到都記下來、錄下來，當妳人走之後，留下

的這些，可以撫慰他們的心。」

　　小蕙伸出手，阿坤忙走過去，雙手緊緊握住。

　　「甚至對徐醫師有想講的話，也記下來。父母天生自然都會無視孩子病情的惡化，因爲他們永不輕言放棄，相信孩子一定有救，會要拚到底，會閃躲生離死別的事實，這是人之常情。我爲什麼要跟你們說，我跟病人及家屬，說過四千多次的實話眞相，因爲我們發現，一般醫生對一個病人或家屬，講十幾次就很多了，接下來要怎麼面對，已經不是他的事了，但我們團隊知道，很多事情，當現在還可做而沒做，等發現來不及，就太遲了，就只能徒留追悔與遺憾了。」

　　小蕙看著媽媽，也許眞的是母女連心吧？小蕙媽幽幽的嘆著氣：「營養針，就停了不打吧。」

　　接下來的日子，小蕙一天天的虛弱，肚子腫瘤傷口反而不再流血。10月中旬，小蕙媽打電話來：「小蕙一直說肚子痛，想拜託你們來家裡看看。」

　　到訪後發現小蕙意識非常清楚，但血壓才50多，對談也沒問題，給予嗎啡施打止痛後人比較輕鬆。我們發現，雖然小蕙意識及知覺非常清楚，但應該快往生了，於

是與家屬約好明天會再家訪。

　　凌晨 4 點，阿坤打電話給我，聲音直發抖：「小蕙快不行了。」趕到小蕙家，小蕙已經往生了。小蕙媽抱著我放聲大哭：「小蕙過世前，有抱我，抱著我跟我說謝謝，謝謝我照顧她這麼久，她從上國小後，就再也沒抱過我，說完謝謝後，她就走了。」

「因為不管從腫瘤治療的改善或痊癒來說，病都是不可能往好的方向走。對小蕙日後比較好的方式，是一次大出血，意識不清，就這樣過去了。」

「妳目前最好的治療，是停止使用營養針。」

這麼直白的病情解釋，我想醫界沒幾位醫師敢這麼說出，但仔細想想，這樣對病人不好嗎？多少病人往生前，已無法由口進食，打著營養針，勉強延續著性命，最後仍難逃死劫，這真是病人想要的嗎？

這裡面或許涵蓋著太多倫理法律問題，無法三言兩語道盡，但若醫師敢直接明白說出「結果將是如此」，病人及家屬的選擇，還會是持續施打營養針嗎？

病患及家屬的反應，常是主導著醫生給予醫療選項的重要因素，臨床上，我們常看到強勢的家屬出現，醫生將所有治療方式提出來作為選擇的參考，最後病人家屬在並不真正知道狀況下，病人被搞到面目全非，家屬憤恨難

平，醫療人員儘管也精疲力盡，最後醫療團隊病人家屬，一起走進法院尋求解決之道。

其實回過頭來，醫療人員若誠心以病患及家屬立場，誠實告知事實，一同承受家屬及病人的負向情緒，相信病家會懂。他們需要的，是一點緩衝的思考時間，來接受現實、來了解病況後續的實情真相。

堅叔常說：「對生命我們懂得仍然很少，每位病人都是我們的老師，他們是用生命來教導我們的。唯有放下專業的傲慢，用尊敬及感恩的心，來照顧每位教導我們的個案，才能體會生命的價值及可貴。」

文／堅叔＆香蓮

賭、實話實說

「人生喔,順順啊來,順順啊去,才算是福氣,厝裡某囝嘛卡放落心。」

財伯因長期飲酒而導致肝硬化,102 年 7 月在家中跌倒,顱內出血送至醫學中心急救。出院後,因為無法下床及管路照護問題,由金山衛生所轉入本院的居家護理所。

第一次到家裡探視財伯,他跟我們打招呼的精神很好,做完身體評估、神經肌力測驗後,我們發現財伯曾因顱內出血住進加護病房,加上肝硬化凝血功能本不好,而尿管處常因下床移位搬動而有出血現象。可以想見若因身體食道靜脈曲張或其他變化,再次出現出血現象,恐怕會引起病況每況愈下。

從財伯生病以來,女兒秀美一直在身旁照顧。「她是

這世間最懂我的人，從秀美懂事起，我攏免開嘴，一個眼
神，她就知道老爸的心意；也不枉我疼惜伊命命。」父女
情深，讓我們更不希望財伯和女兒在沒有準備下，措手不
及的面對生離死別的傷痛。所以我們鼓起勇氣，在第一次
見面就向財伯提了善終計畫，何況這原本就是病人與家屬
該知道的權利。

「肝害害去，人生真正悽慘了了……」財伯談起生病
歷程和在加護病房搶救的經驗，猛搖頭。

「伊最怕就是插管。」財嫂仔比畫著補充。

「那種痛苦，不信被插過管的人會不怕！這種痛苦，
一擺就艱苦死。」

「阮老爸破病後，一天到晚常常在唸：人生喔，順順
啊來，順順啊去，才算是福氣，厝裡某囝嘛卡放落心。」
坐在財伯身邊的秀美，親暱的挽著父親的手。

「少年時在外地做工，休睏時沒錢常轉來厝兜，換帖
兄弟大家一見面，歡喜就拚生命喝燒酒，喝尬大家肝攏歹
歹去──等親眼看到鬍鬚兄，肝癌過身時，熊熊吐血吐到
用臉盆裝，救護車都來不及載去醫院就走了，自己守在伊
身邊相陪，講不驚是騙人！」

「一直到今嘛──」財嫂嘆著氣：「鬍鬚兄過身十多嘍，嫂啊擱常常夢到伊吐血吐整身還吐不止。」

「換作是我──」財伯看眼秀美。

「知啦，你是漂丿黑狗兄，不要這狼狽、這艱苦啦。」

太出乎人意料的父女對話，生死大事可以自然流露在談笑間。

「財伯啊，汝是講，萬一到尾啊，汝不愛急救？」隨行的旭華護理長，忍不住要再確認一次財伯的「看得開」。

「其實，我們現在能夠先選擇選不用那麼艱苦。」施醫師倒是鬆了口氣：「財伯你剛說的心願，厝裡人攏都有聽到，這是你的權利，我想，家人都會尊重您的決定。」

旭華望著秀美，擔心著她會不會心有不捨而有所勸阻。

「我當然是會捨不得。」秀美深深的吸口氣：「可是看我爸已經被病折磨成這樣，我覺得他應該比我們還痛苦，如果可以選擇，我當然要顧及他的意願，如果在他無能為力的時候，我還糟蹋他，我相信，他寧死都不要我這個女兒，這個不懂得顧全他的女兒。」

財伯在 DNR 的意願書上按下了手指印；秀美及財嫂

當見證人。

「恁要講話算話，要繼續來看顧阮尪！」財嫂不安的盯著我們。

「財嫂放心啦，兩禮拜後，我們會來更換尿管；萬一財伯有尿管出血或阻塞、身體不適、意識改變或吐血，這是我們的緊急聯絡諮詢電話及我的手機號碼，您隨時都可以打電話找我們。」

一個禮拜後，我們接到秀美的電話：「我爸好像真的往生了。」

趕到財伯家，徐醫師確認他已經沒有脈搏、沒有呼吸、沒有瞳孔的反應，表情熟睡了似的安詳，很平順的離開了。！

「阮財仔啊，也算走得很平順、沒讓他受艱苦。」財嫂抹著淚：「一早他很不舒服，我們問他趕快去醫院好不好？他就是搖手不要。好佳哉，伊都順順啊、慢慢啊喘著氣睡過去，好佳哉，沒他自己最害怕的吐血。」

「其實恁把財伯照顧得很好，所以他一直很放心待在家，他心裡一定也很感謝妳們母女。很多肝病的病人，最後往生時都跟鬍鬚兄一樣，吐血不止，醫生拚命急救、病

人艱苦受罪到過身。」

「本來，我媽還很堅持要叫 119 送，後來一直勸她成全老爸的心願，都一世人的老尪老某啊，老爸的心，到底她還是了解的，時限既然到了，再不捨，也要放手，何苦在最後忤逆他呢？」

「家裡唸佛嗎？等一下可以唸些佛經給他聽，人剛走，他的聽覺其實還是有的，還是可以跟他講話。」徐醫師話才說完，旭華招呼著財嫂母女：「來，我們先一起幫財伯擦拭身體和更換乾淨的衣服。」

財嫂母女驚訝到不可置信的張大了嘴。

「在醫療照顧的路上，感謝阿伯用生命來教導我們如何面對。」旭華動作自然又熟稔，財嫂感動得直掉淚，邊又小心翼翼的怕把淚水滴在財伯身上。

「爸，你看吧，金山的醫生和護理長，真的照顧你到去做仙，你沒有看錯人，把自己的生死大事，交代對人了。」

第一次醫療關係建立，就談論 DNR，到底是好的時機或是破壞性的介入？其實當下在我們心底充滿不安和衝擊的，如果誤判了，會讓我們好意的出發點被扭曲。

　　過去醫療訓練總被制式的教導：第一次關係的建立相當重要，也就是成敗是重要關鍵。醫病間的信任，來自舉手投足間的溝通和對病人病情是否了解，而好的關係建立是「要說病人家屬想聽的話」。病人家屬想聽的話，會是「善意的謊言」還是「實話」？

　　Cherny 學者於 2004 年提出：成功的居家照顧，醫療照護團隊必須具備能夠預測病況未來、可能遭遇問題的專業能力。

　　所以，當第一次走訪財伯家時，居家團隊已預知病人的生命曲線，對家屬實話實說，說出過去醫療團隊不敢說、不願說或根本不知道的事實。我們很慶幸能鼓起勇氣去做了我們認為應該做的事，讓我們避免了財伯在人生的

終點，飽受無效的又壓、又插、又電的折磨。

文／堅叔＆瑞萱

沒有鼻胃管的全家福

「不好意思，請等一等。」

阿成趕忙拿起傻瓜相機，憨憨的問我們：「我想趁阿爸這次換鼻胃管時，請你們幫忙，幫我們全家照一張阿爸沒有插鼻胃管的全家福。」

2012 年歲末，那天，寒流冷得讓海邊偏鄉的每一陣風都穿心透骨。

阿成帶著七十多歲的阿母到家醫科門診，希望幫失智、慢性腎衰竭導致長期臥床五年多的老阿爸，尋求居家照顧。

團隊家訪後，評估阿成的老父親已進入生命末期，這四年多來，重度失智的阿成爸早已忘記家人、忘記自己，完全無法自理生活起居。阿成是獨子，長姐遠嫁，他得日

夜兼多份差支付開銷，交女朋友談結婚這些事，阿成想都不敢想。一樣年老的阿成媽媽，被照顧老伴的壓力，磨得瘦骨嶙峋，連腰都直不起來了。

面對生活的現實，我們和阿成母子討論對 DNR 的看法，阿成媽沉默著，眼淚卻也沒停過，阿成嘆口長長的氣：「阿爸的病情，我能理解。」阿成似有顧忌的看著老母親。

「我雖然不識字，恁講的道理我聽有……阿成為了阮這對父母，放棄在臺北的好機會……自阿成細漢，阮尪某用心栽陪，望伊大漢能出頭天，今嘛，伊卻被阮尪某綁在庄腳所在……老仔若是人清醒，伊一定不願這樣拖磨、耽誤阿成……」

「阿母！」阿成跪伏在老母親膝頭：「這是我歡喜甘願做、甘願受，我沒怨嘆！」

阿成媽一次次撫摸著兒子的頭，抽泣到說不出話。阿成媽的心思，讓在座的我們跟著心酸、不知如何接續。

「我不識字，阿母按手印，汝來幫忙寫字。」阿成媽伸手接過 DNR 同意書：「時若是到，送汝老爸去做仙，這件代誌，是阿母應該為汝作主的。」

　　過完農曆年，有一次換掉管路時，趁沒有鼻胃管，阿成請我們幫忙，扶著老父親一起，照張沒有鼻胃管的全家福。阿成媽笑容裡，淚光閃閃；阿成不忘親親老父親的臉。

　　春天的關係吧，阿公病情穩定。我們發現每次順利換管後，阿成媽看著老尪沒有不舒服的表情，自己也就放心的笑笑，哈著腰直對我們說：「歹勢，攏愛麻煩恁，真多謝、真多謝。」儘管阿成爸早已不認得人了，阿成媽仍堅持每天要睡在旁邊的小床，悉心陪伴著阿成爸。

　　春末夏初，阿成爸腎功能越來越差，狀況起起伏伏、多次進出醫院，腎臟科賴醫師和阿成母子討論：「是不是要接受洗腎？」

　　「洗腰子，老仔是會卡舒適？也是活卡久？」阿成媽的疑問，堅定了阿成對老父親的保守治療。當晚，阿成叔叔來電問洗不洗腎的決定，沒想到叔叔一聽保守治療，大聲斥責阿成不孝、阿成媽懂啥：「金山分院這種小病院，能做出什麼好決定？轉回總院去。」

　　不孝的大帽子一扣，加上從不多過問幫忙的親戚，突然七嘴八舌議論紛紛，在賴醫師的協助之下，阿成爸被轉回總院做進一步檢查治療。嘗試了幾次血液透析，打了靜

脈管路，還是控制不住血壓往下掉，阿成爸意識越來越差，尿也越來越少……阿成媽覺得老尪太辛苦了，決定不要再洗腎了，要帶阿成爸回家。

五月中旬，阿成爸回家的第一天，居家照顧團隊討論終止透析後的照顧計畫，包括疼痛管控、水分、營養的補充，及家屬的擔心焦慮，我們發現新的後續規劃還有很多事要面對。光是對於停止透析後，到底要給多少水分的補充，賴醫師和我非常猶豫。

「重點不是在水分的補充太多或太少，而是當妳心中會有問號時，家屬也會有問號，這樣做到底對不對？」堅叔告訴我們：「我之前上課時，曾詢問過學生，當生命末期主張不插氣管內管、不壓不電、不用強心劑、呼吸器的，有90%的班上同學舉手。再問，肺炎要不要給抗生素？大家傻眼，只有50%的同學還舉著手認為要給。之後再問，可以認同，末期病人不插鼻胃管、或不給予點滴水分的舉手，結果只剩下15%的同學認可。這代表，吃與不吃，是否延長生命，在於醫療團隊心中的一把尺。」

堅叔大概看出我們的依然猶豫：「預計什麼時候去阿成家？」

「三天後。」

「你們覺得阿成爸還可以撐到這麼久嗎？」

「那我們現在就一起先去吧，我來聯絡司機。」旭華的行動力一向熱誠又積極。半小時後，我們立刻出發前往阿成家。

「轉來厝裡，這樣照顧，恁可以接受嗎？」堅叔邊診察阿成爸，邊問守候在旁的阿成媽。

「就這樣順順啊，麥乎艱苦就好。」

「那按呢，我們會常常來看阿公。」堅叔誠誠懇懇的坦白對阿成媽說：「阿公情況不好，隨時會去做仙，大家要有心理準備。」

阿成媽點點頭。

「阿公的水分、營養，阮會斟酌，阿公若真正沒尿，不用吃喝也沒關係。因為伊的器官都在逐漸衰竭中，強餵反而會因為不能消化吸收，脹得難過。」堅叔還交代轉告阿成，請他詳細記錄阿公的餵食量和尿量，以及如何調整。

隔天上午，我們再次探視阿成爸時，瀕死症狀出現越來越多，已處彌留狀態。第二天阿成請假在家，母子倆明

顯焦慮不安，擔心他們還沒有做好心理準備，便一起和阿成母子討論及演練往生時的細節和注意事項。

第三天，我們剛踏進門，阿成紅著眼眶：「阮阿爸、剛走了。」醫療團隊協助阿成母子做遺體的護理，由賴醫師宣布往生時間，並帶領家屬和阿公道別。

兩星期後，團隊一起到阿成家裡向阿成爸上香，陪他們說說話，一起回顧這些年來的生活點滴，才知道阿成父母結褵已經六十幾年了，而最後臥床不起的這五六年裡，看著唯一一張沒有鼻胃管的全家福，阿成媽緊握著旭華的手：「多謝有恁相挺，我母囝、相信阮老仔也同款，感恩不盡，多謝恁一趟又一趟的幫忙！」

民以食為天，吃與不吃，是生命末期倫理決策中，最難決定的議題。生命末期吞嚥功能差，乃至於無法吃無法喝，則是生命自然凋零的過程，用鼻胃管強制給予水分補充，則是干預自然死亡過程，太多的水分也可能讓幾近停擺的心肺功能造成負擔。

換句話說，身體狀況穩定，給予水分營養理所當然，一旦進入瀕死期，在身體功能逐漸衰竭的狀況，若為脫水反而讓病人臨終過程增加舒適。好的善終過程，是病人及家屬所期望的，並非一味的給予，就是好的善終，有時反而增加病人痛苦，甚至失了病人的尊嚴。

文 / 堅叔 & 瑞萱

さようなら

「其實我不了解，為什麼你們要一而再、再而三地找我們討論這個生命末期的醫療決策議題？醫療決策的問題怎麼會是找我們談呢？這不是醫師該做的事嗎？」

第一次見到正義伯，他那靜默的表情和家中低沉到快要窒息的氣氛，讓我忍不住興起了「速戰速決」想要快點離開的念頭。

正義伯的妻子阿滿姨，是一個能幹、有條理卻帶有強迫性格的女性，對於我換藥的順序、傷口黏貼的方式及做到哪個步驟，該和正義伯說什麼話，都有嚴格的規定！有時雖然我們已經離開了正義伯的房間，但她的耳朵卻還是全面性「監控」，關注著我們的一舉一動。

正義伯，食道癌末期，有一個胃造廔口協助他進食，

因為造瘻口感染發紅的原因，由衛生所轉介本院做居家照顧。前兩次訪視時，他很沒精神、心情低落、不主動和團隊交談，應該說根本就不太想理我們。

阿滿姨也因為無法掌控正義伯的一切情況，總是焦慮的碎碎唸個不停，讓人很望之生畏。除此之外，我們還發現阿滿姨跟正義伯都沒有對生命末期的認知，認為目前只是因為營養不足夠，才暫停積極治療。

「醫生講，等正義營養足夠了，還是很有機會接受化學治療、放射線治療，甚至是標靶治療。」阿滿姨說得信心十足。

我們小心翼翼、試探地和正義伯、阿滿姨提出生命末期醫療決策的議題，阿滿姨只是四兩撥千斤的把話題轉移開，並且鄭重地重申：「正義只是營養不夠，暫停化療，等營養補足了，還是會積極接受治療的。」

第二次探訪，我們請出會談經驗豐富的社工師雅芬姐和小燕姐出馬，一介紹是社工師，阿滿姨連忙用藉口抽身，躲開我們的話題和等待。反而是正義伯善解人意，讓我感到十分窩心：「阿滿從我認識她以來，一直以來都要強，也因為做生意害怕被欺負，所以行為氣勢倔強、處處

防人、感覺她拒人於千里之外，但是，實際上，她的心是很柔軟的。」原來阿滿姨不是拒絕或排斥我們，是害怕面對要談論的話題。正義伯瞄到躲在門外偷聽的阿滿姨身影，幽幽的唱起他從年輕就很喜歡的一首日文歌：「さようなら、さようなら、雖然傷心，也不要回頭看……」

第三次訪視，正義伯的女兒依萍，專程從南非回來照顧他，所以精神好，心情也大好，一進門我就聽到他們一家人談笑的幸福和喜悅。

「哇，正義伯進步那麼多，女兒回來有差喔，前兩次連和我說話，手腳動一動都沒力氣，今天還可以自己走到陽台曬太陽。」

正義伯帶著神秘的微笑對我暗示：「妳等一下，再困難的問題，也可以和依萍談，她懂我、愛我，怕我多受苦，妳的心意她會懂得的。」

「女兒果然是老爸的前世情人。」我和正義伯開起完笑：「女兒說的，比阿滿姨算數喔？」

「我比較在乎的，是您自己的想法和感受。」施醫師說得正經八百：「您要不要也一起參與討論，比較恰當些？」

「直接和依萍談吧！」正義伯親暱握握女兒的手。

「我爸的狀況真的有那麼不好嗎？可是醫學中心的醫師都說已治療完畢，病情穩定，要爸爸吃營養一點就好，並沒有和我們說有這麼糟。」

「正義伯的病情，有可能會持續穩定一段時間，但是癌症遲早還是有可能再變化的，所以我們才想要提早討論生命末期的醫療決策。」施醫師很嚴肅。

「其實我不了解，為什麼你們要一而再、再而三地找我們討論這個生命末期的醫療決策議題？醫療決策的問題怎麼會是找我們談呢？這不是醫師該做的事嗎？」

「因為這是正義伯可要求的善終權，你們可以事先清楚知道病情的預後發展，並且做好決定，在危急時，是否要進行些搶救處置，而不是事情突發時，不知所措下只好照表操課，反而讓正義伯多受無效的折磨。」

「我們是希望在生命最後一刻，正義伯不要再去承受一些不必要、無效的又壓又電的痛苦。」我補充。

「在臺灣，很多人能夠接受你們這種說法嗎？」

「以金山在地的社區來說，很多健康的長輩都有簽，我們醫院黃勝堅院長，在金山社區演講，每辦一場，都會

有很多長輩因清楚的了解生命末期，所面臨的醫療極限困境，而親自簽署了不實施心肺復甦術急救意願書。」

「能夠讓健康的長輩主動簽署，以華人社會避諱談死亡來說，真的是很不容易……」依萍沉思了好一會：「不過插管、電擊、心臟按壓和急救藥物等等措施，我該選擇哪種可以讓我爸比較不受苦？是急救藥物嗎？」

「如果有意願在生命最後，接受安寧照顧，家人也都能了解的話，我們是建議，整套搶救都不要做；因為如果沒有插管、電擊和心臟按壓，僅給予強心劑及升壓劑，也只是把周邊的血趕到心臟，如果病人本來狀況就不好，那這些藥物對病人的病情，是沒有很大的幫忙的。」施醫師答得很中肯，連我也不停點頭。

「我有看過黃院長之前出的兩本書，偷偷告訴你們，還是我爸寄到南非去給我看的，收到書，我多少能猜到我爸的心思。其實在鄉下地方推這種觀念，需要有很大的勇氣的，你們應該也吃了不少閉門羹吧？」

「我們院長行醫夠資深了，一路走來看到病人臨終時受到很多不必要的治療及痛苦，不只病人苦，家屬事後看到大體所受的折磨，也很痛苦，甚至懊悔一輩子，他把這

些躲不掉的預後先說出來，讓很多不知道實情的長輩，先有時間好好思考，當自己面臨生命末期時，希望怎麼和家人說再見。」

「正義伯的意識一直很清晰，他的心意，您若能懂，要不要直接找媽媽和爸爸一起討論？這樣您要承擔的壓力，就不會那麼沉重了。」

「先不要好嗎？你們也知道，我媽很強勢、根本是沒辦法跟她討論事情的。其實爸爸私下對我明講，希望過去時不要太辛苦，可是我媽不放手，堅持要積極拚到最後一刻；這次回來，也是他打電話到南非跟我說他撐得很辛苦，想要舒服的走最後一程，要我回來幫他忙。」

一個禮拜後，正義伯病情惡化，開始出現喘及嚴重心悸的症狀，119 送到金山醫院急診，我正好在值急診班，在照護過程中，正義伯急著拉住我，流著淚、虛弱不堪：「妳幫幫我，讓我好走，幫幫我！」

阿滿姨臉色大變，我知道又有超級強烈颱風要橫掃過來，想防颱都沒工夫、來不及了！

「媽！」依萍雙膝跪地，竟然給阿滿姨不住的磕頭：「成全爸爸吧，我求求妳、求求妳成全吧！」

在依萍和阿滿姨見證下，正義伯自己親手簽了DNR，正義伯牽起阿滿姨的手：「阿滿啊，讓妳受委屈了。」阿滿姨伏身在病床上嚎啕大哭，正義伯流著淚、不停的輕撫阿滿姨的背：「我懂、都老夫老妻了、我懂、我懂的。」

依萍一直待在美國成家立業的大哥回台，聽說正義伯簽了DNR，氣得直跳腳，霸道的跟正義伯吼：「國用大臣、家用長子，爸是病人，決定什麼都不算數，依萍不孝，媽妳瞎起鬨個什麼勁？」

不管我們怎麼為正義伯召開多次的家庭會議，勸他該尊重老父親的意願，他都完全不理會：「我是長子，我當家。」

「是呀，平常不聞不問，十二年才回台一次，用這種方式孝順？哥你就是這樣當的家啊？你是有所虧欠、於心不安吧？」依萍冷冷的反問。

依萍大哥堅持要放手一搏，阿滿姨倒戈支持，堅持將正義伯轉往大醫院接受積極治療，正義伯被迫要轉院前，含淚失落的眼神，至今我還無法忘懷。

不到一個禮拜，正義伯又轉回到金山醫院；一回來，

正義伯就找我到他病房：「我用不吃不喝不吞藥不理不睬，抗議成功，兒子被氣回美國了。」正義伯竟然開心的笑了出來：「回來金山感覺真好，這是我從出生到老的所在，死也要死在金山、落葉歸根、圓滿啊！」

我深刻記得，正義伯臨終前一天，和我說：「其實，病到最後，病人求的、最在意的，就是好走、不要再受苦受拖磨了。你們有心能懂，要加油！」

　　正義伯往生的隔天，我們到家中探視依萍和阿滿姨，身陷喪父悲痛中的依萍，不斷謝謝我們團隊；而阿滿姨個性依舊強勢，一邊自責自己沒好好的照顧正義伯，一邊責怪依萍順著正義伯，連戰鬥到最後的勇氣也不能堅持⋯⋯

　　一個月後，告別式順利完成了，但依萍和媽媽的情緒仍沒有平撫，我、施醫師、社工師及臨床心理師佩璇一同探訪依萍。依萍紅腫著雙眼，憔悴又無奈：「我媽還是非常不諒解爸爸和我，她連正眼都懶得瞧我一眼，把哥不再理她的氣，一起都算在我頭上。」

　　「其實在妳爸還在病房時，我去和阿滿姨談過，她給我的感覺是控制慾較強，但事實上，遇到事情她是私底下會容易慌張、不知所措，卻又不願低頭跟人家商量。當妳

爸爸病情一有變化時，情緒就會不穩定，既擔心又自責是自己照顧不周全；但是聽我肯定她對妳爸爸的付出和照顧，讓她很鬆口氣、很安慰。」

那天團隊一起陪著依萍看爸爸生前的生日紀錄影片，影片中正義伯很漂ノ帥氣地唱著：「さようなら、さようなら、雖然傷心，也不要回頭看……」

一個月後，依萍找我：「我要回南非了，行前，很想要當面謝謝堅叔，謝謝他願意帶領著這樣特別的團隊，在北海岸鄉下地區，做病人和家屬強大的臂膀和依靠。」

見面時，堅叔對依萍說：「其實，末期病患要的，只是我已經剩沒幾天了，想回到很熟悉的環境，回顧一下自己這一生，讓自己的親朋好友，在身邊陪伴。」

「團隊在民風純樸又保守的鄉下，遭受到挫折一定難免，你們會不會因此而氣餒？想放棄算了？」

「我是一直都鼓勵大家這麼想，這個病人是有緣才給我們照顧到，他或許是要來教導我們什麼事情，大家邊做邊學，其實這樣就比較不會那麼容易有挫敗感。」

正義伯，さようなら了，謝謝您教了我們一課。

文／堅叔＆旭華

堅叔開講：

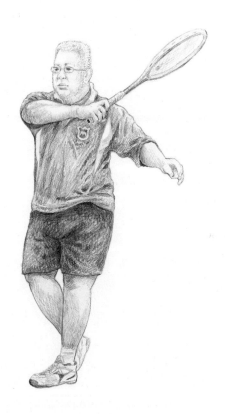

　　DNR 的困境，就是連醫界自己都沒有共識，難道說對生命末期病人的判定，也要病家奔波醫院間，做第二意見諮詢、第三意見諮詢嗎？

承諾要有勇氣

　　這真是一個超級諷刺，不少重症專家，處理過那麼多的死亡個案，居然少見過最自然的往生！電影《侏儸紀公園》中有句名言，意思是說生命都會自己去尋找一個出口。往生這件事，何嘗不是？

　　我們的團隊臨床上慢慢發現，若不強制人為加工去延長死亡過程，順其自然往生的病人，並沒有過往想像中的那麼痛苦，在家往生病人用的嗎啡，相對的比在醫院用得要少！也許是病人在不自在的環境裡，心中的緊張、憂慮、恐慌，都讓他因無解而痛上加痛吧？

　　重要的是病人走得安詳，身邊圍繞的至親，事後坦然面對，沒有悔不當初的深痛遺憾。當病人家屬的身心靈、社會這一區塊都事先已鋪陳好了，那怎麼讓病人生命末期的生活多一點舒適、少一點痛苦，我們醫療團隊也跟著會

有明確的對策了。等於是說，當醫療團隊跟病家的身心靈社會全部都鋪陳好之後，才有可能出現不強行加工、平順的「有機死亡」。

有機死亡，在無形中，讓病家對生離死別覺得自然、自在，病人自己心裡有認知，坦然面對後，似乎變得比較豁達。病人臨走前的環境是他非常熟悉的，旁邊沒有外人，我覺得，生死兩相安是很重要的，所以我覺得在病人意識還清楚的時候，便開始鋪陳面對生死這件事情，讓大家在都有心理準備的狀況下發生，連恐懼都會跟著降低。

照理說，我覺得在安寧病房，應該比較多機會經歷過「有機死亡」，我問安寧病房的醫師是不是如此？他們會想一想後說：「假使病人或家屬要求什麼都不要，連點滴也不要，其實醫師、護理師都會覺得怪怪的，如果病人不吃，還可以接受，那總得給一點水吧？」因此，末期病人想要像在家那樣，完全不受醫療常規干預，好像機會還滿小的。

102 年 1 月 9 號，安寧緩和條例第三次修法，最主要的內容就是清楚的把心肺復甦術與使用維生醫療區分開來。在沒有修法之前，是不能撤除維生醫療。第二次修法

後，撤除維生醫療的確有法律根據，但很難執行。第三次，法律鬆綁了，也就是現在執行起來是不難的。有關維生醫療的撤除，以前必須病人自己有簽「選擇不實施心肺復甦術（DNR）」意願書，才能做維生醫療的撤除，否則要一堆家屬一致簽署且經過倫理委員同意才可徹除，造成一個「看得到、用不到」的結果；第三次修法之後，只要一個至親家人同意，便可以撤除維生系統了。

最新法律重申，不論是自己簽署的意願書或者是家屬簽的同意書生效時間點，就是當兩個專科醫師，認定病人是生命末期就算數了。之前是規定兩個中醫師只要一位是專科醫師，反正一堆家屬意見多牛毛，維生醫療也撤不掉，醫師認定末期沒有壓力。反而修法後撤除變成容易了，壓力便回到醫師身上。為了避免這種可能產生醫療糾紛的壓力，很多醫師就推諉：「末期病人是 XXX 認定的，我不認為是啊！」所以他就不用面對這個撤除維生系統壓力，也就是說先進的法律，居然逼使醫生去選擇一個安全、保守的自保。哪個醫師先承認病人是末期，就得去面對撤除維生系統這件事，吃力又不討好。

DNR 另外一種普遍存在的困境，是病人簽了 DNR

之後，照理說簽的病人最大，醫師只要告訴家屬病人簽了這樣的文件，這是他個人選擇的善終權，那我們大家就尊重病人的自主意願。可是卻有些醫師，居然會這樣反問家屬：「你爸爸是有簽 DNR，你是他的兒子，你要救還是不救？」變成連醫生自己都搞不清楚法律的規定是什麼？

所以有醫師乾脆不承認病人已是末期，那就照本宣科，一路拚到病人往生，以保自己不被誤會不盡心搶救。

這個部分，就是連醫界自己都沒有共識，是很糟糕的事情，雖然說法律已經通過了，對整體的醫界來講，只是讓原本願意尊重病人、家屬意願，執行維生系統撤除的團隊，做得順理成章；對原本就不願意面對簽 DNR 末期病人做處理的醫師，也找到藉口：「你是病人家屬，隨你要救還是不救？」醫師逃避死亡這一塊，更讓家屬不知道該怎麼辦。

碰到這種情況，病人家屬是不是變成，病人簽了DNR，也得像一般醫療，要做第二意見諮詢？如果兩家醫院的醫師對末期認知不一樣，家屬還要再找第三家？其實法律規定很清楚，這兩位醫生，不一定要同家醫院，也不一定要同個時間，只要曾經出現過兩位醫生，認為病人

是末期，那就是符合法律上的末期了。

　　比如說去年馬偕醫院的醫生就告訴家屬，病人是末期癌症了，診斷書也寫末期癌症，那今年臺大醫院診斷書也是寫末期癌症，這個病人便已經是法律上認定的末期，臨床醫師還敢對已簽 DNR 的病人強制執行 CPR 的話，是可以打官司的。

　　以現在醫學的發達，從到院前心臟停止跳動（OHCA）到恢復心臟的自然跳動（ROSC），並不困難，用藥打進去、用人力按壓、力氣不夠了還有機器可用……可是要讓末期病人安然往生，卻不容易！面對簽了 DNR 的病人與家屬，醫療團隊要有承諾的勇氣，要有愛心去承諾，有勇氣去陪伴病家面對死亡這件事情。

　　我們的旭華護理長，原本是急診的護理長，有天她忽然寫一封 MAIL 問我：為什麼只有簽了 DNR 的家屬可以接受安寧療護？我告訴旭華，不是一定要簽了 DNR 的病人才能接受安寧療護，而是 DNR 是最基本的善終觀念。

　　如果在病家沒弄懂 DNR 的時候，就強推安寧療護，他們願意接受嗎？打個比方：我吃素，你吃葷，你說豬肉多好吃，我就素食主義者啊，我們觀念不一樣，再怎麼跟

我強調豬肉有多好吃、多營養，又與我有什麼關係？

　　任何一件事，如果雙方沒有達到一個對等共識時，再好的東西也沒有用！

第三章

心有千千結

悲傷輔導這件事，雖然健保是沒給付的，但只要醫療
團隊有心去做，有時在專業幫忙下，只是舉手之勞……

一個是老尪，一個是獨生囝

「阿弟啊」腹痛的嚴重度，令我們擔憂可能是長了不好的東西，而他的老父親茂伯，目前病況和黃疸指數20mg/dl，醫師預估面臨的生命末期，只能以「周」來計算……

一個清風徐來的午後，陽光讓人舒坦。

茂伯的家人因為希望他肝癌末期的症狀能得到緩解，安排茂伯入住安寧病房，但家人對於簽署「安寧緩和醫療意願書」這件事，似乎有難言之隱。

第一眼看到茂伯，正好一人在病房內，沒有家屬陪伴，住院用物相當少，只有一個單薄的手提袋掛在椅背上。茂伯孤獨的坐在陪病椅上，皮膚深黃、四肢消瘦，但是下肢腳盤腫如麵龜，寬大的 T 恤外，可以明顯看出大

如懷胎七個月的腹水。茂伯雙眼直直看著窗外的遠山和農田，似乎在思索著什麼，電視播著光怪陸離的新聞，沒有丁點吸引到茂伯的思緒。

寒暄後，茂伯指著窗外遠處的一片農田：「妳甘知，大家都說，我種出來的甘薯，是全金山最好吃的。」茂伯的眼光一下黯淡下來了：「這世人，恐怕再也沒機會落田去種作啊！」

「茂伯，聽說恁內孫外孫加一加十幾個，真是有福氣的老大人。」

茂伯嘴角露出幸福的微笑，五個子女中，四個女兒已成家，雖然分別嫁到新莊、桃園、台中、高雄，假日會「自動排班」，輪流帶孫子們回來金山陪陪外公外婆。

「唉！」茂伯嘆了好長的一口氣：「阿弟啊是我最細漢的屘仔囝，又是孤囝，偏偏伊沒有頭路，都快四十歲了，一個人攔放乎散散，艱苦到阮媳婦和三個幼孫，我一想到伊，就操煩到未吃未睏。」

既然茂伯願意打開話匣子，我期盼他肯說出心底的一些顧慮與想法，倒了杯水，我端給茂伯。

「伊哦，愛漂泊愛迌迌，交到壞朋友，合夥做生意被

騙、還欠一身債務，現在沒頭路、整天鬱卒、喝酒……一個多月前，伊肚子痛到來掛急診，你們還幫忙把他轉送臺北總院，安排下星期要開刀。」

我腦海中閃過一位滿頭亂髮、滿臉鬍碴的中年人，他到院時，腹部巨烈的疼痛讓整個人蜷縮在床上，全身汗濕透衣服。當時超音波發現他腹部靠近胰臟頭有一個約 5 公分腫瘤，主治醫師立刻與總院聯繫，送臺北安排進一步詳細檢查。

細看茂伯，他原來就是那天、那位在一旁急到拚命哈腰鞠躬，嘴裡不停說著：「醫生，歹勢，阮囝就拜託你們，請你們鬥幫忙，給伊救一下。」

與茂柏確認阿弟啊來院時間、及當時我倆曾有過短暫的談話內容，茂伯不好意思憨憨一笑：「歹勢，我人老啊，眼睛霧霧，沒認出來，原來我們有見過面。」

一股不安竄起，且越來越沉重，當時這位阿弟啊的腹痛嚴重度，令我們擔憂可能長了不好的東西，而茂伯目前病況和黃疸指數 20 mg/dl，醫師預估他的生命末期，只能以「周」來計算。

從茂伯病房出來，專業告訴我，一個家庭面臨兩個病

勢凶猛的病人，是屬於高危險的悲傷輔導對象，關心和了解這家庭的成員，是生命末期照顧很重要的一環，於是啓動召開家庭會議，找來了茂嬸、四個女兒、兒子一起加入討論。

施醫師直接的說明茂伯狀況，及目前能做的照顧方向是「疼痛控制」，請家屬們提出對茂伯最後一程的各自想法。

「我爸爸，還有機會回家看看嗎？」

「我爸的病情，會一下子就惡化得很快嗎？」

「嫁到外地的我們，現在就要隨侍在側嗎？」

「阿茂仔是有在與我參詳，講今嘛這樣，伊人眞艱苦，希望能轉來阮兜。」茂嬸，一個很傳統、認分認命的村婦，抹著淚，無助的看著兒女和醫生，壓抑著哽咽：「聽伊按呢講，我嘛心很痛，伊一世人操勞，到尾啊，我嘛指望伊能順順去、麥拖磨。」

「茂伯想在家往生，疼痛控制藥物的調整，我們可以透過居家照顧來幫忙，妳放心。」我遞上面紙給茂嬸，很多鄉下的夫妻，一輩子攜手打拚、養兒育女、只求溫保、平安度日，他們之間的鶼鰈情深，比起錦衣玉食、富貴逼

人的豪門，更讓人動容。

　　一直沉默的阿弟啊，紅著眼眶，卻語氣堅定：「我要取消下禮拜的開刀。」

　　「阿弟阿，可是之前總院的醫生有講，說你肚子痛的情形，要開進去了才知道會不會很嚴重？」茂嬸面露驚慌。

　　「阿弟啊是很擔心，萬一爸病情有變化，阿弟啊是獨子，來不及見最後一面，或送最後一程，不就是會被說成很不孝！」茂伯的大女兒顧忌著世俗眼光。

　　「是呀，我是獨子，怎麼可以不在？到時親戚朋友一人一句，我會被罵到死。」

　　「所以你們會猶豫如果簽了放棄急救同意書，萬一茂伯病情直轉急下，做兒女的，真的是會背負很大的親朋壓力。」我恍然大悟。

　　「那麼，你們是希望我們醫療團隊，萬一發生這種狀況時，能盡量幫忙延長茂伯生命，可以讓阿弟啊見到爸爸最後一面嗎？」果然，施醫師話還沒說完，茂伯兒女竟然一起點頭。

　　「可是總院醫生有講，阿弟啊這刀不好開，光是等排隊開刀，就等了快兩個禮拜，才輪到阿弟啊！」焦慮讓茂

嬸手足無措、猛拍胸脯：「對我來講，一個是老尪，一個是獨生囝，都是心頭肉，我兩個都不要相害到。」

「這一兩個禮拜的變化應該不大，當然要看有沒有突發狀況，例如腫瘤破裂出血、黃疸持續增高、感染等。」施醫師抬頭問阿弟啊：「幫你動手術的醫師，有沒有說術後需要多久時間，才可下床活動？」

「至少兩週吧，我原本是有在想說，開完刀後能不能轉回金山住院，和爸住同一間醫院，家人也比較方便照顧。」

「提供住院是沒有問題，不過，能不能在短時間內就轉院，需要由開刀醫師判斷，我們要不要找茂伯一起來，也聽聽他的想法？」

大家沉默了，好一會，茂嬸牙一咬：「好，到底他還是一家之主。」看茂嬸表情，我相信知夫莫若妻，茂伯一定會給老妻一個心安。

聽施醫師說完剛剛討論的內容，茂伯豪不考慮，果斷的下決定：「不准延後開刀，不要拖，我這身體就是有病還一直拖，才會變今天這樣……我都這樣了，怎麼可以讓阿弟啊也跟我一樣？」

「你的幾個姊姊，心裡多少都覺得我偏心，從你一出世，我就最疼你，最看重你。」茂伯盯著阿弟啊：「你要傳我的香火爐，我要你，好好的、活下去。」

都快四十歲的阿弟啊哭了出來：「我知道從小到大，一直讓爸很操煩。可是你越管我、我就越反抗，我真的也不想這樣啊……如果，我這一次，聽你的話去臺北開刀；你也一定要答應我，要讓我手術後回金山，還能再看到你！」

「恁兩個，對我來講，都是心頭肉。」茂嬸傷心得一把眼淚一把鼻涕：「我這世人，只求一家大小，都能平平安安就好，那ㄟ這困難？」

「一家大小平平安安，是我和恁媽媽對囝兒細小的唯一的寄望，我現在身體到了這個地步，是已經不能挽回的了……可是你們都還年輕，你們要擔起替我照顧好恁媽媽日後的生活，乎伊健康吃百二。」

看著哭成一團的家人，我拍拍阿弟啊：「茂伯希望你去開刀，遠超過於你陪伴他到最後；天下父母心吶，萬事萬項攏先為囝打算。」

「護理師講得對，想要孝順我，就完成我的心願，照

顧好你自己的健康，日後這間厝裡大大小小，你攏愛擔起來，這比陪我往生，還重要多了。」

「假如茂弟去開刀，眞的遇到病情變化，您希望我們怎麼做？」施醫師問得可眞直接。

「若是眞遇到了，把我帶回家就好，不要讓我受拖磨。護理師，我在病院出出入入這麼多次，我知道有一張拿來簽簽之後，不會乎囝兒細小爲難的同意書，我現在要在大家面前，交代清楚，我要親筆簽字。」

「爲囝兒細小好——」茂嬸牽起茂伯的手：「我嘛要在你面前先簽簽ㄟ，免得日後遇到，讓囝孫心肝結歸毬。」

一個星期過去了，茂伯因爲疼痛控制穩定，返家接受居家照顧。

阿弟啊順利開完刀，腫瘤化驗爲良性，茂嬸高興得跪在阿弟啊病床邊謝天謝地，得知好消息的茂伯，還專程坐醫院的接駁車到臺北探望茂弟，他們父子乍相見的抱頭痛哭，讓醫療團隊跟著又是欣慰又是難過。

在阿弟啊出院回到金山後的第三天，茂伯在昏睡中，平靜往生了。

安寧療護著重四道人生：道愛、道謝、道歉、道別，這些讓生死兩無憾的事，不僅需要有時間來完成，最重要的是家人間的開誠佈公。

我們常運用家庭會議的方式，邀請家中重要成員和醫療團隊共同討論照顧目標、讓大家達成共識，也讓家人有機會可以表達想法和討論，向摯愛的人把心事說出口，避免有話來不及說的遺憾。

善終是每個人的期望，達到善終的條件，不僅止於病人的疼痛緩解，還包括心理、靈性的平安也很重要，臨床上，太多案例印證，讓心事及時說出口，才是真正放下、能無所罣礙善終的不二法門。

文／堅叔＆瑞萱

我已經習慣了

　　一個禮拜後，社工師小燕姐和我到小仙家中，想陪她說說話，小仙的叔叔偷偷告訴我們：「每天中午休息，小仙還是會趕回來，坐在阿嬤床上默默流淚。」

　　第一次見到阿慎阿嬤，是兩年前一個冬天的午後，第一次進行社區家訪，里長熟稔的帶著我們打開阿嬤家門，一邊和我們介紹：「阿嬤白天都一個人在家，但是阿嬤有個十分孝順的孫女叫小仙，不論晴天或雨天，小仙每天來回奔波，利用午休時間從公司趕回來給阿嬤餵飯。」

　　冬日的午後，雖然有淡淡的陽光，仍然是寒氣襲人，阿嬤把自己藏在厚重重的棉被裡頭，我熱切的伸出手和阿嬤打招呼，想把暖意分享給阿嬤，阿嬤彷彿懂我的用心，舉起手對我微笑回應，然後又很快的縮回去裹緊了身上的

棉被。

　　阿嬤六年前開始失智退化，漸漸臥床；六年來，小仙趁著工作午餐休息時間，急忙忙的帶個便當回家，一口一口餵著阿嬤吃飯，再一邊絮絮叨叨的說著上班有趣的事給阿嬤聽。

　　而阿嬤臥床以來，每天的最大快樂，就是「等小仙」；中午等小仙回家和她一起吃飯一起說說話；天黑了，等小仙下班陪她一起看電視。小仙告訴我，她的父母在她很小的時候就不在了，阿嬤是他生命中很重要很重要的依靠。

　　去年七月，小仙午休，一如往常的帶便當回家陪阿嬤一起吃飯，推開門、屋裡靜悄悄，沒有一點回應，小仙不安的直奔阿嬤床前：「阿嬤阿嬤，我回來了，我們一起來吃中飯。」

　　阿嬤不知睡得多沉，毫無反應──

　　「阿嬤阿嬤，麥擱睏啊、目睭扒金。」反覆叫了好多次，阿嬤還是沉沉的睡著，小仙心裡覺得奇怪，摸摸阿嬤還好也沒發燒，要不要帶阿嬤去看醫生？一細想為帶阿嬤看病，已經沒假可請了，微薄的薪水，經不起再扣錢了。牙一咬，小仙還是先趕回去上班。

　　晚上下班一到家，小仙發現阿嬤依然叫喚不醒，而且身體燙燙的，幫忙翻過身一看，小仙驚呆了：怎麼昨天背後的小傷口，今天卻已經發黑了？小仙嚇得慌忙叫救護車，把阿嬤送到急診室。

　　阿嬤已經出現感染性休克的症狀了，經過急診、加上住院十多天的治療，阿嬤的生命徵象算是穩定了下來。八月出院時，阿嬤除了帶回壓瘡傷口、鼻胃管及尿管，也帶給了小仙更沉重的負荷。不以為苦的小仙一直很自責，口口聲聲的遺憾，是阿嬤的意識也不再是清醒的了。

　　阿嬤剛出院沒多久，居家照護團隊發現小仙每天中午還是趕回家替阿嬤翻身、換藥、灌牛奶……我們擔心小仙壓力大心神恍惚，來回奔波的趕，路上有危險；不斷接力的和小仙溝通，終於讓她同意，星期一到五由照護服務員到家中協助阿嬤翻身、灌牛奶。

　　不久後，我們意外發現，雖然阿嬤有九個子女，但各自閃得遠遠的，目前家中僅小仙一人照顧阿嬤，她的經濟狀況並不寬裕，於是我們請社工師雅芬姐協助尋找各種支援：營養師杏姿姐，每天默默將退回的配方奶收集起來，帶給阿嬤，減少小仙的負擔；而我們也尋求北海岸熱心的

社福團體，每月固定提供阿嬤傷口敷料、看護墊、尿布及牛奶……等物資。

在大家齊心照顧下，阿嬤從意識不清漸漸進步、漸漸清醒，清醒到我在幫阿嬤換管時，不小心用了力，阿嬤還會罵人喔！就在團隊沉浸在成功照護的喜悅中，堅叔開會時仍提醒我們：「儘管阿嬤有進步，還是要開始著手進行阿嬤的善終計畫。」

果然不出堅叔所料，十二月的某一天中午，小仙打電話找我，難過的求助：「護理長，阿嬤沒有呼吸了；這一次，阿嬤是真的，叫不醒了。」

接到電話後我也愣住了，因為這是我第一個居家往生的病患，其實，我也不知道，等一下看到小仙，我該怎麼樣安慰她的哀傷？怎麼樣和她解說後續的處理？想來想去，還是向堅叔求助。堅叔立即帶著我們一起到阿嬤家，協助阿嬤大體護理，指導小仙辦理後續事項、協助家屬開立死亡診斷書。臨走前，堅叔還帶著我們向阿嬤鞠躬、道別，送她最後一程，也謝謝她用生命，教導我們這些年輕的醫護團隊。

一個禮拜後，社工師小燕姐和我到小仙家中，想陪她

說說話，小仙的叔叔偷偷告訴我們：「每天中午休息，小仙還是會趕回來，坐在阿嬤床上，默默流淚。」

面對小仙這麼深沉的傷痛，我只能輕輕的摟著她，小仙幽幽的告訴我：「我只是想回來陪阿嬤說說話，我擔心，如果不回來一趟，阿嬤一個人整天孤孤單單的沒人陪，反正這六年來都是這樣，我已經習慣了。」

我真希望哭出來的不只是我，小仙小仙，妳不要這樣壓抑著呀，妳要怎樣才能痛哭出聲？宣洩妳的哀傷？擁抱著小仙，我的心疼停不下來……

雖然阿慎阿嬤居家要結案了，但我知道，小仙的哀傷輔導，才剛剛要開始。在堅叔全力支持下，我們還是繼續中午打電話到阿嬤家，和小仙說說話；每隔兩周，還是和小仙相約訪視。

　　經過團隊好幾個月努力，今年三月，小仙出其不意來訪，把我們都嚇了一跳，她除了把阿嬤的物資和氣墊床帶來醫院，希望和有需要的長輩分享外，她還微笑地告訴堅叔：「我決定以後中午，都會乖乖地待在公司，和同事一起吃便當，和同事一起說說話，就像陪著阿嬤說話那樣。」

　　看著小仙由衷的微笑，我知道，堅叔曾堅定地和我們說的話是對的：「『哀傷輔導』即使申請不到健保給付，也應該努力做下去；因為當往生病患的家屬，內心深處的悲傷，願意緩緩在你眼前打開的那一刻，是多麼的不容易，那一份信任和溫暖，才是互動中最令人動容的畫面。」

文 / 堅叔 & 旭華

託夢

　　我卻步了，在我的生命地圖中，沒談過魂牽夢縈的戀愛，我未婚，不能理解在愛情波濤裡的載沉載浮掙扎，我真的是有心也無解，選擇逃避，卻讓自己更慌張、不安……

　　第一次見到阿好阿嬤，是一個天氣炎熱又沒風的午後，我們去做家庭訪視。

　　一進阿嬤房間，屋裡熱烘烘的空氣，瀰漫著很沉悶、很沉悶的感覺，讓我印象深刻的，不是阿嬤強忍若有似無的呻吟聲，竟是阿嬤的肚子，感覺上像快要被撐破了的氣球，但阿嬤從不把痛喊出來，總是壓抑地忍受。

　　阿嬤是今年過完年，反覆腹痛、腹瀉在小鎮就醫沒起色，轉到臺北的醫學中心治療，詳細檢查後，才發現是子

宮頸癌末期。

　　阿嬤的二兒子阿南，苦著臉告訴我：「我媽媽沒發現癌症以前身體很好，健保卡很少用，還曾經拿到健康快樂的獎勵；沒想到今年初到大醫院檢查，醫師竟然宣判我媽是癌症末期，最多只剩六個月生命。」

　　這樣的晴天霹靂，換作任何人都會錯愕與驚嚇。

　　「我媽媽出院後，常常是不吃、不喝、不說話，呆呆地望著窗外出神。」阿嬤的大女兒伊瑾，悄悄附耳告訴我。在阿嬤剛開始對病懷抱著積極治療想法時，伊瑾常常在醫院陪著阿嬤，但不時會偷偷地躲在醫院走廊角落哭泣。有回被阿南發現了，摟著姊姊的肩安慰：「別怕啊，妳還有兩個弟弟，我們會一起面對。」

　　阿嬤出院回到萬里，我接到了醫學中心的轉介單，我知道阿好阿嬤已是生命末期的病人了。安寧居家團隊第一次到阿嬤家，試著想和阿嬤及家人談論「生命末期的決策」，發現阿嬤的兒女很避諱談論善終計畫，以及關於死亡準備的議題。

　　「我們比較想知道我媽的便秘、腹脹、食慾差、情緒低落，這些怎麼辦才好？」

　　阿嬤的兒女給我的感受是「不談論死亡，死亡就不會發生」。

　　連續做了四次的居家探訪，每次伊瑾都迴避我，甚至一聽到我們的聲音就先閃人。無功而返，讓我在心疼著急之餘，很挫敗。

　　到了第五次訪視，阿嬤更虛弱，越來越喘得快要沒力氣說話了；我發現每回只要睜開眼，阿嬤總忘神的盯著窗外，不自覺地幽幽長嘆，想痴了也渾然不覺，是什麼讓阿嬤的嘆息這般幽怨悽愴？

　　我們鼓起勇氣問伊瑾姐弟：「如果大家不敢提，那麼至少讓我們試著努力看看，也許，阿嬤已經規劃好了自己的身後事，也許，阿嬤還有一些心願想完成，只是大家都不敢問、不敢提，我們擔心，阿嬤心裡還有所遺憾。」

　　阿南和伊瑾交換一下眼神，嚴肅、堅定地回答：「我媽，絕、對、不、可、能、會、對你們說些什麼，不要白費力氣了。」

　　「如果阿嬤心沒所罣礙，她的嘆息怎麼會一聲哀怨過一聲？」母女連心吧，伊瑾沉思片刻，牙一咬：「我們也不想讓媽媽走得心有罣礙，那，讓妳試試看好了。」

坐到阿嬤床邊，我輕輕握著她的手：「阿嬤，今天好像比較累，比較沒體力說話？」

「一直在半睡半醒，很昏很昏。像這樣起不了身，一直睡睡醒醒，誰知道什麼時候，就醒不過來了？」

以我三十多歲的人生歷練，來和末期病人談生死決策，話到舌尖，依然難以「圓融」的表達：「阿嬤您最喜歡什麼樣式的衣服？」

「只要是伊瑾選的，我都喜歡。」

腦海中不停的盤繞著如何讓話語委婉：「阿嬤，我爸已經往生了，他生前和我媽約定好，以後要放在一起。阿公也已經往生了，您也想和阿公放在一起嗎？」

阿嬤的沉默，讓我很無措；尷尬得想起身，但是阿嬤的手，卻稍稍用力的回握了我的手，彷彿意味著得到可以談下去的允許。

「阿嬤，您和阿公之前最愛去的地方是哪邊？阿公死以後，放在哪邊？」我壯起膽追問。

「不要再問了！」阿嬤突然撇開臉背著我。

錯愕的我，拍拍阿嬤，然後默默收拾好訪視包，推開房門，讓我又嚇一跳的是躲在門外偷聽我和阿嬤說話的倆

姊弟，臉上滿是來不及擦的淚水。

　　阿南用力吸口氣：「沒想到妳能成功的開了頭，我們知道媽媽心裡，很在乎那一段、很過不去的往事，可是我們沒人敢問。」

　　「如果你們願意，也許我們會有方法，能夠幫阿嬤打開心結。」

　　「阿南，我們來試看看，也許對媽媽是有幫助的。」伊瑾領大家到院子的絲瓜棚架旁，圍坐一圈。「老實說──」伊瑾沉吟了一會：「我爸媽，沒有結婚。」

　　阿南頭低到不能再低。

　　「當年，媽媽家裡的環境很好，我阿嬤不讓媽媽嫁給爸爸跟著吃苦，除非可以入贅住娘家，但我爸不肯，他要怎麼跟自己的父母交代？負氣之下匆匆另娶了隔壁村一個不知情的女孩，也生了兩個小孩。偏偏爸媽間還是愛恨交加、無法割捨放掉彼此，所以陸續又生了我和阿南、阿正三個孩子。」

　　「我媽得不到娘家親友的諒解，沒名沒分的辛苦撫養我們，我媽這一生──」阿南哽咽了：「有夠艱苦！」

　　「七年前爸爸往生了，媽媽就開始不太愛說話，夜深

人靜時，總常會聽到媽媽的嘆息。直到住院的時候，媽媽隱約猜到自己的病情，流著淚感慨：這輩子不能和你爸爸做名正言順的夫妻，連死後，也沒辦法放在一起……」

原本第二天要去看阿好阿嬤的，但是，我卻步了，在我的生命地圖中，沒談過魂牽夢縈的戀愛，我未婚，不能理解在愛情波濤裡的載沉載浮掙扎，我真的是有心也無解，選擇逃避，卻讓自己更慌張、不安……

在居家訪視團隊要出發看阿嬤的前 10 分鐘，我選擇了假裝肚子痛，把自己留在辦公室裡掙扎！很懊惱自己去追問了阿嬤，問了以後又無能為力，也很生氣自己的逃避，我猜想阿南、伊瑾應該是帶著期待在等著我──可是我，卻選擇假裝肚子痛來逃脫……

抬頭一見進辦公室的堅叔，我忙一五一十把對自己的懊惱與無助向堅叔求救：「之所以裝病，因為真不敢去面對、不知道接下來該怎麼辦？」

「照顧生命末期的病人，常常會有許多出其不意的問號或是驚嘆號，沒有標準答案，沒有一定要 Do Something 的 SOP，我能體會妳的用心，經驗裡，長輩們其實很相信託夢這件事，何不試著藉『託夢』來安慰阿嬤？可

以試試看喔！」

　和病房護理長、宗教師請教後，她們教我：「可以試著告訴阿嬤，人的身體，因為有肉身的屏障，所以不能想去哪裡就去哪裡；但往生了之後，魂魄就可以自由自在，去想去的人身邊，不受阻礙……」

　隔天，我帶著信心和伊瑾姊弟商量，見到了休假返台的小兒子阿正，討論之後，決定由阿嬤最偏心疼愛的阿正去和阿嬤談談看。

　就看著一個45歲的大男人，撒嬌的躺在阿嬤身邊，態度正經且認真：「昨天我夢到阿爸了，阿爸和我說，他一生最愛、也最辜負的人，就是媽媽妳了。」阿嬤一愣，忍不住哭了出來。

　「媽，我們都知道妳心裡有說不出的苦，請妳也原諒阿爸，阿爸也是為了孝順自己父母，所以沒有入贅，這輩子你們情深人緣淺，讓阿爸連走了那麼多年還放不下妳，阿爸這一生，妳是唯一的最愛啊！」

　我默默的關上門，離開阿好阿嬤家；這是我照顧病人以來，第一次感覺到，我的微笑是鹹的。

　一個小時後，阿正傳簡訊給我：「媽媽雖然沒力氣說

話，但今天是她生病以來，第一次認眞地聽我們話，第一次看著我們姐弟微笑點點頭，謝謝您。」兩天後，阿好阿嬤在兒女的陪伴下安然離世。我相信，當阿嬤和阿公在天堂再見之時，心中已無怨懟，在風輕雲淡之中，莞爾相逢！

旭華是一位急重症訓練出來的護理師，面對危急需要急救的病患，向來都照著標準的作業流程去搶救生命，用藥、用力做急救的體外按壓、用機器拚命救到底；但是，面對生命末期安寧的病患和家屬，我們還有好長的一段路要學習要走。

　　希望有心、有勇氣、有智慧的醫護人員，大家一起投入生命末期決策的關懷，努力建立善終流程，讓想要落葉歸根回家中往生的病患，可以回到社區，安然善終。如此一來，不但減少了急救套餐的施予，也大大的降低了健保的支出與耗費。

文／堅叔＆旭華

阿公的白毫烏龍茶

兩個月前，阿公還為我們泡茶，招呼我們吃點心，不斷的對我們道謝；怎麼一轉眼，阿公就退化這麼多？連站也無法自己站起來，雙眼無神，不理會 12 月的寒流天，下半身只穿了一條四角褲⋯⋯

第一次見到阿香阿嬤，是在她嚴重肺炎感染後，從加護病房出院回家時的模樣，阿香阿嬤撐著虛弱的身體，看到我和施醫師到訪，禮貌地想起身和我們打招呼。

我們熟練的打開紅色小行李箱，拿出聽診器、耳溫槍、血壓計及血氧飽和濃度器，來確認阿香阿嬤的狀況。在確認生命徵象穩定後，協助阿香阿嬤更換鼻胃管、尿管，阿香阿嬤很勇敢也很忍耐，明明換管過程多少會有些不舒服，她還是努力地保持微笑並且不住點頭向我們道

謝。

　　阿公靜靜地坐在客廳裡，聽著房裡的一舉一動，時不時地用台語問女兒：「有順勢某？」

　　換完管路我們到客廳，一陣寒喧，解釋完居家照護的簽約及護理注意事項後，施醫師覺得該開口和家屬討論阿嬤即將面對往生的事：「我們剛剛有和阿嬤談了上次住院插管，送加護病房的經驗，阿嬤搖頭又搖手，說她不想再次被插管了。目前，阿嬤的狀況不是很穩定，隨時有可能惡化，你們有一起討論過阿嬤的臨終時，可能會發生的狀況嗎？」

　　「啊！麥講這啦，我女兒今天特地買大餅回來，說恁要來，我剛剛泡了白毫烏龍茶，要請恁喝，很歹勢，擱讓您們跑這麼遠來……」

　　「阿公，歹勢啦，我們頭一次來，就和您討論這個問題，其實我們和您一樣，會心疼阿嬤，怕她受苦，所以才事先先提出來，給您和家人做討論啦！」我看一眼施醫師幫忙圓場。

　　「恁以後攏會來嗎？阮簽名那張免擱急救的單仔，以後你們甘會擱來嗎？」看來，阿公的著急點是在這件事。

「會啦，阿公，您放心，我們一定會每個月攏來；這不是簽下去之後，我們醫療團隊就不會再來了。而是我們和您先討論好阿香阿嬤的照顧計畫，以免阿嬤下一次發病，大家手忙腳亂不知所措時，又讓阿嬤再多受苦。」

「醫生——」阿公的女兒阿珠忙插話：「我們家兄弟姊妹很多，我和爸爸現在一時沒辦法決定，等下次大家回來看媽媽，我們再提出來討論可以嗎？」

「沒關係，不用現在就決定，只是希望先提出來讓家人有個心理準備，如果需要我們協助和大家解釋病情，我們也可以來家裡一趟的。」

我默默的把 DNR 收回，心裡默默爲阿香阿嬤祝福，希望阿香阿嬤不要再受苦的願望，家人能夠了解。

第二次探訪，經過美麗的鳳凰林，到了阿香阿嬤家，阿公還是一樣熱切地招呼我們吃他準備的小點心，喝他泡好的白毫烏龍茶。

「多謝大家能到山裡來照顧阮牽手，我很感激。」阿公眼眶泛紅，把小點心端到每個人面前：「沒什麼好招待的，希望恁一定麥棄嫌這些小點心。」

這次我們約了物理治療師燕慧姐一起，因爲上回我們

發現阿嬤四肢肌力滿分，擔心臥床會造成肌肉萎縮及關節退化，所以請燕慧姐教阿嬤簡單的關節運動。阿嬤努力配合做了十分鐘的復健運動，阿珠也在旁邊幫忙邊給阿嬤加油打氣。

　　走出阿公家時，阿珠使眼色把我拉到一旁，小小聲的附耳說：「阿爸和我們這些做細小的，都捨不得阿母人還好好的就簽那張單仔。」看著阿公欲言又止的神情，心疼之餘牽起阿公的手：「您不要擔心，如果有任何狀況，恁先打我的手機電話給我好了，如果我沒接，您就打施醫師電話，如果再沒人接，就打到急診來，這樣好嗎？」

　　凌晨三點，我在急診值夜班，忽然聽到手機響起，在周遭寂靜的深夜，我整個人嚇了一大跳。平常沒重要的事，超過晚上十點，熟識的諸親朋好友都不會打電話給我；趕忙接起電話，傳來的是焦急到口齒不清的聲音——

　　「阿珠，我是阿珠，阿香阿嬤的女兒，我要找旭華護理長啦，我阿母、我阿母她，從剛剛就叫不醒，現在我們該怎麼辦？」

　　「別著急，我正好在急診值夜班，沒辦法過去，妳趕快打電話叫救護車，把媽媽送來急診。」

　　過了三四十分鐘，阿香阿嬤被 119 送到院，經過緊急處置和檢查後，急診值班醫師和阿嬤家屬討論：「如果不插管，阿嬤會有生命危險，你們要馬上、立刻決定。」

　　阿珠和妹妹抱在一起，哭成一團，隨後騎著摩拖車的大兒子，載著阿公趕來，正當慌亂不知所措、難以決定的時候，阿珠突然抬起頭問我：「護理長，阿母不是說過，不要再給她插管了嗎？」

　　我點點頭，拍了拍阿珠的背安撫她，家屬們面面相覷，陷入一片令人窒息的安靜。

　　「讓恁阿母，好好的去吧！」阿公打破了沉默，在 DNR 上簽下了發抖的字跡，縱橫的老淚，滴濕了 DNR 同意書。

　　清晨，病房值班的徐醫師到急診看阿嬤，知道阿嬤已經進入瀕死歷程，發現照顧的阿珠和妹妹情緒難以平撫，不斷的壓抑哭聲，實在影響到其他的病人。於是建議讓阿嬤轉上樓去病房，讓家屬在病房中陪伴阿嬤走完人生最後的一程。

　　當醫師宣布阿嬤走了，阿珠昏了過去，叫醒她後，不哭不笑不說話，像尊雕像。阿嬤出殯後，我們擔心終身未

婚、一直以阿母爲生活重心的阿珠情緒難以平撫，特地又
到阿公家中，陪阿珠說說話。

　　阿公還是像往常一樣，客氣的爲我和徐醫師泡茶，招
呼我們吃茶點，低著頭、幽幽訴說著和阿嬤五十幾年相處
的點點滴滴。

　　一天中午，阿珠眉頭深鎖的專程來找我：「護理長，
歹勢啦，可不可以拜託請妳去看一下阮阿爸？」

　　「阿公發生了什麼事嗎？」

　　「阿爸最近站不起來了，常常煮東西忘記關火，最讓
我們擔心的，就是爸爸把自己最心愛的三十多年桂花樹，
用很便宜的價錢就賣掉了，去年人家和他說四十萬要買，
他都不賣，這個月，他不到十萬就賣了。」

　　開會時，和院長報告阿公的狀況，院長提醒我們：
「老年男性喪偶後的死亡風險，是女性的 1.5 倍，我們在
進行哀傷撫慰的時候，應該要特別注意，因爲男性比較不
會自我表露，說出自己的困境。雖然遺族家屬的哀傷撫慰
無法申請健保給付，但阿公眞的需要我們團隊給予協助，
去做你們認爲該做就做的事吧！」

　　我和心理師佩璇及洪醫師一起到家中探視阿公，我驚

呆了，兩個月前，阿公還為我們泡茶，招呼我們吃點心，不斷的對我們道謝；怎麼一轉眼，阿公就退化這麼多，連站也無法自己站起來，雙眼無神，不理會外頭的寒冷，下半身只穿一條四角褲。

「阿公，我們是誰？」

阿公一臉茫然。

「阿公，早頓恁吃啥？」阿公完全答不出來。

阿珠流著淚：「阿公昨天要求帶他去寶塔看阿嬤，到了塔位，阿公卻什麼話也沒說，只是默默地對著阿嬤的骨灰罈一直流淚、一直哭……」

經過兩個月家人的努力及團隊的陪伴，阿公已經可以自己煮一桌子飯菜，還吆喝我們和他一塊用餐。最讓我感動的是，阿公終於又記起我們，阿公終於又招呼我們喝他的白毫烏龍茶。

這一卡紅色小皮箱，不是旅行用的行李箱，但是它帶著我，體驗病人和家屬生命裡的喜、怒、哀、樂，帶著我感受著人性的美好與掙扎，讓我漸漸成長，也漸漸懂得什麼才是「至情至愛」。

　　含蓄的國人，尤其是老一輩，既保守又害羞，「愛」是他們一輩子難以說出口的表達，以至於在親人走後，困在層層疊疊的哀思中走不出來。這也是我們常聽到誰誰誰喪偶後，另一半相隔沒多久，就相際離世的原因。

　　我越來越懂得堅叔所謂的「顧生也要顧死」，幫助痛失親人的家屬，早日回到生活的常軌上，對擁有專業醫療背景的我們不難，何不用關懷來溫暖和引領家屬，一起度過死別的低潮呢？

文／堅叔＆旭華

深山中落葉歸根

　　想到年輕時認真努力的打拚，彷彿幾天幾夜都說不完……為了批豬肉到金山販賣，阿富阿公常搭最晚班的公車到石門等批貨，隔天一大清早，再坐第一班發車的客運回金山……

　　阿富阿公從年輕就是勤勉不懈的好爸爸，每天為了養家活口，從山上徒步走三四個小時，到街上賣菜賣豬肉。從不喊累，只要能一家溫飽，再辛苦都值得。

　　當人老了，身體漸漸不行，一下子住大兒子家幾年，一下子住二兒子家幾年，雖然是和不同兒子住一起、一樣生活，但是總少了那份老家的熟悉感覺。

　　「我想回家，回山上古厝，那是我親手一磚一瓦建立起來的家，我要在那裡度過餘生。」幾個兒女拗不過阿公

再三請求，讓阿公回到從小成長的地方。

　　看到家裡斑駁的天花板，水漬洇花的牆壁，阿富阿公笑開懷：「金窩銀窩，都比不過自己的小狗窩。」或許，這就是一種幸福吧？但深山獨居的醫療問題，讓兒女們很頭疼，女兒阿樺打電話到我們的居家照護辦公室，口氣好焦急：「我爸在金山深山，無法下床，已經便秘十幾天了，可不可以請你們幫幫忙？立刻去看他？」

　　阿樺騎著機車帶我們上山，沿山路車繞了好久，怎麼都還沒到？一條碎石小路前，阿樺停下車：「不好意思，你們車開不上去啦，我帶你們用走的。」下車後，爬上山坡高低不一的克難階梯，路上皆是碎石，提著沉重的紅色小行李箱不敢用拖的，擔心震壞裡面的醫療器材，又邊怕自己一個不小心沒踩好，會滑倒、然後一路滾下山去。好心的司機大哥，貼心的扛過行李箱，並很正經的告訴我：「放心啦，我走最後面墊底，要是妳滾下來，不要擔心，我會接住。」

　　約爬了十幾分鐘左右，氣喘吁吁，一個轉彎，映入眼簾的視野，相當遼闊，還可以遠遠眺望到大海，這樣的寧靜美景，令人屏息、如置身畫中，不禁深深體會到阿公想

回家的心情。阿公只怕再也無法下床看到如此山光水色的
美景了吧？心中有絲絲的惆悵在糾纏。

　　阿公高齡都九十幾歲了，獨居在金山的深山中等待往
生，他落葉歸根的心願是那麼強烈，唯有女兒肯每天上山
照顧，我們對阿樺升起大大的敬意，不容易啊，嫁出門的
女兒，比兄弟還盡心盡力服侍著老邁父親。

　　除便秘問題外，阿公雙腳萎縮，我們調整排便用藥、
教阿樺幫阿公做腹部按摩及飲食衛教，並請復健科醫師及
物理治療師指導阿公簡單居家復健運動。阿公身上沒有管
路，無法申請健保一般居家照顧給付，依阿公日常生活功
能無法自理，我們申請新北市政府長期照顧大溫暖計畫，
每月可以來居家照顧阿公兩次。

　　兒女有心想完成阿公落葉歸根的心願，但每天往返的
照顧實在困難，和阿樺提了一下末期照護的問題，我們決
定請堅叔來和阿公聊聊。

　　「多謝多謝恁啦！」阿公看我們來一次、哭一次。

　　「阿公不要哭嘛，這樣我們以後怎麼敢來？阿公我也
很喜歡來看你啦！」旭華溫柔的幫阿公擦眼淚。

　　「我哉啦！」

「阿爸是煩惱深山林內，擔心沒有人要來照顧他。」

「阿公汝放心，不會啦，這是我們病院的服務，這是應該的。」

「阿樺，要記得拿居家照顧的車馬費給人家，他們服務這麼好，這麼照顧我。」

「阿公知道我們是從哪裡來的嗎？」

「啊、我忘記了。」阿公害羞的拍著額頭。

「我們是金山病院的呀！」旭華想逗阿公放輕鬆。

「汝查某囝阿樺真有孝，汝住山上，伊嘛是天天想辦法來照顧汝。」堅叔打開話匣子。

「對啊，阮阿樺自細漢就得人疼入心。」

「後生嘛是真關心汝啊，只是住卡遠，愛吃頭路賺錢沒法度天天來，不是無有孝。」

「我哉、我哉，後生查某囝，攏總有心有孝。」阿公淚光閃閃。

「有考慮搬來山下跟大家一起住嗎？住到最尾啊，我們再回來？咱人喔，是不一定活到一百歲哩。」

阿公點頭同意，堅叔接著說：「如果咱人要去做仙了，醫學上有插管急救，你要不要做？你有想過嗎？」

「無咧！」阿公一臉茫然：「麥艱苦就好，攏呷這老啊，順順去就好。」

「若要順順去，要先和囝兒細小講清楚，子孫哪不知汝的想法，到尾啊無急救，他們會覺得自己不孝。阿公要先講清楚，交代汝要去做仙啊，不要艱苦行。阿樺妳有聽到，看要不要先跟兄嫂參詳，如果有需要，我們會再來。」

阿樺含著淚送我們出門。

有天，阿公聊著聊著，說到有一個遺憾，他好掛心，旭華要阿公說出來，阿公眼神飄得好遠：「想要跟少年時批豬肉給我賣的順雄仔父囝說聲謝謝！頭家一家對我真的很好，為了讓我可以坐夜車來批豬肉，還清出一個房間給我睡。隔天一早批貨的時候，看我經濟卡困難，還多送我豬血，讓我回去可以多賣點錢。三四十年過去了，不知囤過得好不好？我是否還有機會可以向囤說一聲謝謝？」

聽到旭華的轉述，我們發動醫院志工幫忙去找找看「順雄仔父囝」。石門的豬肉攤這麼多，該怎麼下手去問？問了幾攤，好像都不是阿公要找的人。只好問在石門有親友的同事大家一起打聽，想想看有什麼辦法？皇天不負苦

心人，終於找到「順雄仔」父子，我們有勸順雄仔，要不要上山看阿公，但七十多歲的順雄仔說只想保留以前和阿富仔的過去回憶，因此選擇通通電話就好。

　　兩個月後，阿公簽了「預立安寧緩和醫療暨維生醫療抉擇意願書」，又搬到萬里兒子家中，兒女們相當孝順的排班表及寫下每天的交班筆記，從密密麻麻交班日誌中，可看出兒女的用心。

　　四個月過去，阿公因腸胃道出血住院返家後，身體就每況愈下。臨終前阿公覺得在兒子家中，也一樣被照顧得無微不至，決定在金山古厝或萬里兒子家都一樣，只要有愛有兒孫圍繞身邊，那裡，就是家！

末期病人的期望，希望有人能坦誠的相告病情真相；希望有人能聆聽恐懼，同時協助面對；希望醫護人員能對我解釋療程，也讓我參與醫療決策；希望能完成一些重要的願望；希望在死亡前，能完成一些有意義的事。

　　家屬照顧末期病人的需求，想了解病情預後、照顧技巧；想知道醫療小組中誰在負責照顧病人？病人是否被醫療人員盡心地照顧、關懷與支持。所有相關資訊外，還需要了解有關病人往生後，該如何安排及處理後事。

　　阿富阿公很想在老家生活落葉歸根，但礙於工作及交通往返，家屬無法每天親自參與日常生活照顧，而產生困境，以病人為中心的照顧，讓我們決定親自和阿公談談，完成心願外，讓阿公思考生命末期醫療決策、照顧地點、照顧方式的選擇。協助末期病人完成有意義事情，真的，反而可以促使病人了無遺憾的做生命末期的決策。

文／堅叔＆瑞萱

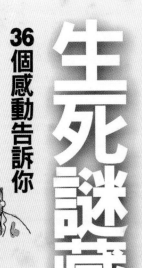

善終，和大家想的不一樣

36個感動告訴你

生死謎藏

醫生的天職，就是要救人，拼了命的救；可是當面對醫療極限，病人救不回來了，要怎麼辦？

黃勝堅／口述

二泉印月／整理

小瓶仔／插畫

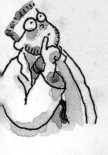

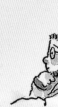

別讓你的「善終權」睡著了

二〇一〇年中國時報
開卷好書獎 美好生活書

二〇一一年行政院新聞局
非文學人文類 金鼎獎

二〇一一年衛生署國健局
健康悅讀好書獎

二〇一二年 入圍
台北國際書展大獎

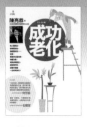

成功老化　$220

台北榮總高齡醫學中心主任　陳亮恭／著
老化要成功，才能安享天年，才是一生真正的成功！

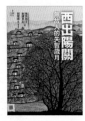

西出陽關──無故人的失智歲月　$320

台北榮總高齡醫學中心陳亮恭主任、劉建良主治醫師／合著　鄧雪峰教授／畫作提供
如果家屬對失智過程是清楚的，病人不見得需要靠藥物來過生活。

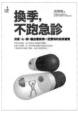

換季，不跑急診　$250

亞東醫院加護病房主任　洪芳明／著
流感、心、肺、腦血管疾病一定要有的自我警覺。

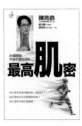

最高肌密　$280

台北榮總高齡醫學中心主任　陳亮恭／著
肌少症的麻煩，在30歲後，我們肌肉無聲無息的流失，後續影響如失能、跌倒、功能退化、住院、甚至死亡也難倖免。還好肌少症透過醫病合作，肌肉是可以練回來的。

堅叔開講：

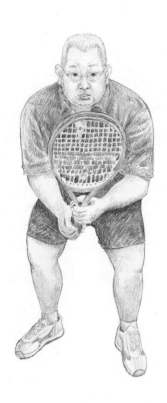

　　有首歌〈守著陽光守著你〉，但就社區醫院來說，能

不動如山，守著醫院等病人嗎？

走出醫院、走進社區

　　既然臺大金山分院歸屬社區醫院，我們就不該「守著醫院等病人」，應該進社區去趴趴走。所以我當初的想法，是動員整個醫院的人力分成六組，請大家嘗試「走出醫院、走進社區」。

　　因為沒有人做過啊，大家乍聽之下瞠目結舌，臺灣醫院的行政人員也好，專業人員也好，都在醫院裡面「等病人上門」習慣了。我那時想，既然要做「論人計酬」，那我們就走進社區裡，看社區有什麼需求，能不能把一些沒有被察覺的醫療問題事先預防好，譬如說，阿公阿嬤常跌倒，環境能不能幫他們弄好一點？

　　剛開始進社區的時候，我們還被錯當詐騙集團登門踏戶的行騙，還有家訪同仁真的被放狗追趕出門，這也是人之常情，鄉下地方，民風保守，家有重症病人，還是多少

會不想讓外人知道，怎麼可能讓你登門去張揚？這我也可以理解，後來便請里長、鄰長去跟他們溝通，我們金山醫院是真的想進去社區看看，有什麼可以幫忙鄉親的。

差不多在全體同仁花了三四個月的努力後，把醫院實力能及的極限，讓在地民眾知道，並贏得他們的信任。其實金山醫院在臺大沒有去接之前，是被戲謔稱爲「兩光醫院」，意思是說這家醫院這個也不行，那個也不行，缺這少那的，因爲社區醫院的功能與定位，被扭曲與誤解了。

金山醫院既然是社區醫院，剛開始的時候大家也不知道該怎麼做，都只想著把臺大總院的那一套，搬來這邊依樣畫葫蘆。結果是在金山醫院今天看一次診，明天做超音波，後天排內視鏡……一個病人完整的病理檢查排下來，光是超音波一定得排上兩個禮拜才能輪得到；做次內視鏡得一排兩三個禮拜，你覺得這樣民眾不會開罵嗎？醫院雖然在這裡，可是光做個內視鏡要等三個禮拜，爲什麼病人要在這裡等？不如去總院就好啊？還是醫師你以老師做的會比學生做的更好？

一開始金山醫院醫療團隊沒有周全的建構，可是等到穩定了、上軌道之後，就一定要跟臺大總院不一樣、要有

地區醫院的特色出來。比方說，來了個病人對醫師說：
「有沒有可能超音波照看看？我懷疑膽有發炎。」

　　我們的醫師在診斷後會這麼說：「沒有啦，不是膽發
炎，確定沒有發炎；如果你不放心，我們先做些治療觀
察，下個月若沒改善，我們才來做一個比較詳細的超音波
檢查。」他一定很爽啊，他的疑問當下就得到解決，而不
用整顆心被吊在半空中疑神疑鬼好幾天，等做這個、做那
個、等報告。

　　能不能發展出一套完全跟大醫院不一樣的東西？大醫
院是習慣這樣做，我們必須更方便，人家等個檢查要一個
禮拜，那我就三天，人家要三個禮拜，那我就一個禮拜就
完成，要有不同的思維模式。何況超音波、內視鏡等等這
些設備金山一樣都有啊！

　　在這個轉換過程當中，開始碰到死亡的問題，本來的
想法是說安寧病房的照顧功能做得更細膩些，讓末期病人
能夠往生得安詳。我就跟護理部討論：「我要發展這一
塊，希望大家能在這方面的專業上多準備、多與民眾溝
通。」瑞萱主任、香蓮和旭華這兩位資深護理長也滿積極
的去落實；沒多久，隔年的三月吧，發現有末期病人意識

清醒的希望:「我要死在家裡。」家屬既擔心又害怕悄悄問醫療團隊:「那我們要怎麼辦啊?不會處理啊?」

　　真的就是有末期病人,每次送來醫院,他就拚命吵著要回家,他很害怕、百般不願意死在「外頭」沒能回到自己的家。那是種一輩子最後的歸屬感,不僅是在華人社會根深蒂固,國外也有不少「人同此心」的研究報告,落葉要歸根,其來有自啊!

　　有位末期病人強烈的渴求:「我要在家裡往生!」那麼我就得要去說服醫生們:「這個末期病人他堅持要死在家裡,往生前的一些居家照顧,誰願不願意去看看他?」沒想到,這個病人還沒往生,有一天,一通電話打來說病人的媽媽死掉了,向我們團隊求援:「怎麼辦、怎麼辦啊?」

　　這下大家就傻眼了,一來又不是這家醫院的病人,二來死在你家是你家的事,照慣例,這與醫院何干?看你們家要送殯儀館、或轉送醫院急診,可是這位哀哀求告的家屬,偏偏又是我們在照護的末期病人。

　　我們那位主治醫師很猶豫:「他說很需要我去看看,那、院長,我到底應不應該過去幫他看看啊?」

「去看一下也無所謂，就是幫忙照看一下嘛！」

「可是院長，此例一開，怕會沒完沒了。」

「走啦，我們一起去看，去看再說。」去了以後，家屬感動到不行，我們這位主治醫師錯愕之餘，也被感動到眼眶發紅，他偷偷問我：「對我們醫生來說，是個舉手之勞的小忙（確認死亡、開死亡證明書），這麼小的事情耶？」

「問題是人家信任你，才會在他媽媽死了最慌亂無助的時候，打電話向你求助。其實這表示你對病人很好、贏得人家對我們的一個信任，是你醫師做得很成功。」後來我們內部達成共識：「金山醫院的病人，在宅往生，到場確認死亡之後，我們自己開死亡診斷書。」

一開始大家都不願意啊！後來試了幾次以後，來自病家誠摯的由衷反應，慢慢真的感動到團隊，大家終於認同：「應該是要這樣做沒錯。」就從這裡開始，醫生踏出醫院、護理師踏出醫院。

記得好像是去年還是前年的端午節，那一陣子居家照護的病人很多，人手調度不過來，就有一家病人家屬很緊張，希望醫院有人可以過去看看他們比較安心，我們的嘉

仁秘書自告奮勇的挺身而出：「我去！」

　　「萬一人家說，你又不是醫療團隊的成員來幹嘛？」

　　「沒關係啦，我就跟他們說，是院長叫我來看看製氧機運作得順不順。」結果很感動的家屬，在阿嬤往生後，捐了三台製氧機給醫院，免費提供給有需要的病人使用。諸如此類來自病家的回饋，團隊的努力，除了始料未及外，還有深深的感動，和拋磚引玉的期盼。

第四章

走進偏鄉醫療

照理說，在地的醫病關係，不是大家越互動、越彼此
熟悉、相互信任嗎？

跳 TONE 人生

2011 年 9 月 6 日初，話說我們的院長，是個頭腦轉很快的大叔，開會時他對我們說：「醫院太虧錢了，我們必須想辦法轉型，現在國家給了我們一個好機會，我們要接論人計酬計畫。」

先來解釋一下什麼是「論人計酬」計畫，全民健保在2002 年，全面實施「總額預算上限」制度，但支付方式主要還是以「論量計酬」為最大宗。就是說全民健保以醫療院所的「服務項目」做支付標準，包括打針、用藥等等；這樣的誘因，會造成有些醫療院所提供醫療服務做越多、賺越多，包括被人垢病的各式巧立名目多收服務費用。

但「論人計酬」簡單的說，是把一群（社區）民眾的健康託付給一個醫療團隊（例如社區醫院，但需經過嚴格

的審核），每年健保局依風險校正後的預付醫療費用給這
個醫療團隊，他們必須在總費用額度下，滿足這群人所有
的醫療需求與服務。因此醫療團隊必須降低民眾的就醫診
療次數，把重點放到如何教民眾保持或促進健康的「防患
未然」上，當民眾醫療密度減少了，所省下來的花費，就
是醫療團隊的收入，那麼醫療團隊所能得到的保險給付才
能有盈餘。

　　於是我們就這樣接了健保局的「論人計酬計畫案」，
院長的想法，所謂論人計酬的本質就是促進社區健康，於
是決定深入社區。首先將金山區分成六大區，全院員工總
動員的重新編組。打散重組，院長大叔壺裡賣的是啥玩意
兒？一開始大家都弄不清楚，只知道得深入社區，努力的
深入社區，要非常、非常、努力的深入社區。這時醫院也
成立了「金健康中心」，幫忙安排了一系列的活動，每個
區塊設置了健康小站，而我被分到「田園區」。

　　一聽這名字就知道是在「田」的附近，為了促進民眾
健康，院方要求找一個點，當成居民可以一起來泡茶聊
天，接受健康教育的「根據地」，於是我們找了一間媽祖
廟當成「田園區」的重要據點，往後我們就開始每週固定

到媽祖廟來幫大家測量血壓、做體重監控、健康教育等活動。

　　小組成員的每個人，大約每半年會輪到據點服務 1-2 次，我第一次去時，組長張大哥說：「妳台語流利，我來跟廟方借擴音器，妳來跟村民放送我們的服務消息。」心想雖然我會台語，也還講得不錯，但是全村廣播，還真令我害羞；硬頭皮獻聲，折騰了半天，結果才來 8 位居民。算了一下，我們共出來 3 位員工，服務 8 位民眾，社區真的有接納我們嗎？我們這樣做有效益嗎？好多問號一直浮現出來。

　　與張大哥聊天後，發現張大哥也有同感。於是討論後，我們調整策略，改變守株待兔方式，田園區的責任管區不小，每戶人家離得有段距離的遠，附近田地雖多，卻是丘陵地，高低起伏大，老人家哪肯爬上爬下？難怪居民的參與意願有限。於是我們決定改變作法，在媽祖廟服務完畢後，親自一家一家拜訪健保高耗用的居民，而因此認識了阿基兄。

　　記得第一次到阿基兄家，是炎熱的夏天，我們順著山坡地往上走，經過一所小學，克服被幾隻惡犬的狂吠、咆

哮、跟蹤到快嚇破膽，好不容易在一位熱心阿伯的幫忙指引下，滿頭大汗的「安全抵達」阿基兄家。

　　當阿基兄知道我們是金山醫院的醫療團隊後，客氣的婉拒我們：「你們不用來看我啦，我都長期去基隆看病，那裡醫生對我很好，需要住院他們都會讓我住，每次到你們醫院，我都會一看完診就被轉送，你們不用來看我了啦，多謝啦！」言語中，多少聽得出來，他對我們不信任，甚至有些敵意。

　　旁敲側擊詢問之下，才知道阿基兄常常因心跳過快不舒服，搭救護車到本院後，就會被轉送到基隆地區醫院，久而久之，他認為我們醫院拒收他，不讓他住院，所以將他轉院。得知了原因，就算阿基兄拒絕我們，還是希望他能給我們一個機會，至少讓我們能了解他目前的情況，偶爾可以到家中看看他，幾次家訪下來，阿基兄雖然有些妥協的接受，但感覺得出來，他對我們仍不信任。期間我們也請病房蔡主任到阿基兄家來探訪，誰知就這一面之緣，扭轉了阿基兄對金山醫院的觀感。

　　阿基兄身體又不適了，深夜 119 送到本院急診，經過急診醫師的處治，阿基兄病情暫時穩定下來，急診的醫師

便找值班醫師來看病。而那天值班的醫師剛巧就是是蔡主任，他下去一看病人是阿基兄，想到前幾天家訪，阿基兄才抱怨每次來金山醫院都被轉院，現在他好像比之前較穩定了，那好吧，蔡主任心想：「爲了金山醫院的名聲，決定收他！」

「等一下急診有個新病人！」蔡主任打電話通知病房。

「什麼 case ？」

「PSVT（陣發性心室搏動過速）！」

「PSVT ？才穩定下來嗎？」接電話的護理師鈺婷回答得毛毛的：「現在夜班只剩兩位護理人員，住我們這──好嗎？」

「他是妳們阿長的朋友喔，別擔心，妳們阿長會負全責的。」

「那要配哪張床？」

討論後，選擇靠護理站最近的 606。

當夜──

「阿長，聽說妳朋友住院了，要不要來看他一下？」鈺婷一安頓好阿基兄就 call 我。

「我朋友在金山住院？」不會吧？熟識到可報我名字

的同學、朋友快速在腦海中點名一遍：「誰啊？男的還是女的？」

「蔡主任說阿長去過他家探訪過。」電話中傳來蔡主任拚命憋著的竊笑聲，難道是？剎那間恍然大悟：「該不會是阿基兄吧？」

這可是阿基兄檢視我們團隊「誠意」的轉捩點，說什麼我也得隨傳隨到。一趕到病房，阿基兄睡得還不錯，回到護理站，和護理同仁趕緊將 ACLS（高級心臟救命術）證照拿出來看是否已過期？馬上翻出塵封已久的 ACLS 課本複習；為預防萬一，就連電擊器也準備在一旁！

看到阿基兄的相關檢查數據後，內心可就開心不起來了，五十幾歲的阿基兄，本身活動力差、心臟功能不全、糖尿病、高血壓及痛風等疾病纏身。因痛風造成疼痛問題，使他長期服用止痛藥，日積月累服藥後的結果，是疼痛得到緩解，洗腎的日子眼見一步步的逼近。

現在他心臟功能雖然暫時穩定下來，但仍有可能發生進一步變化！我看了一眼蔡主任，他馬上了解我的意思：「我問清楚了，他雖未婚，有一位大哥及小弟，大哥可幫忙作主。」

　　隔天，我們打電話聯絡阿基兄大哥阿龍，前來醫院開家庭會議討論預立醫囑（Advanced care planning），以及若阿基兄病況不樂觀時，是否要急救或不急救的問題。

　　兩個鐘頭後，阿龍到醫院來找我們，帶著阿基兄一起開會，蔡主任透過檢查報告，清楚的讓兄弟倆了解目前病情面臨的高危險，在治療方面，他將會怎麼照護……

　　「阿基兄的病情依我判斷，心臟的問題若會發生死亡的機會，機率其實是很低的。但是很坦白說，心臟的問題還是很難說，機會很低，但並不表示不會發生，就像搭飛機一樣，發生空難的機會也是很低、很低的。」

　　阿龍心疼的摟著弟弟，阿基兄頭低到不能再低：「這我自己，多少也是知道的。」

　　「那我直接問你，若生命末期發生危急的狀況，你是否要插管急救？」

　　沒想到兄弟倆竟一起搖頭。

　　「你們討論過嗎？都有心理準備了？」蔡主任頗訝異。

　　「因為之前，我媽臨終前，我們不懂，醫生說要救就要插，我弟先趕到，就同意給她插管，搞到最後、很慘啊，我們一直後悔到現在。」阿龍邊搖頭邊抹淚。

「我媽急救時，他們就用機器給她用力壓，用力電，肋骨都斷了好幾根，往生後，整個大體腫成這樣子。」阿基兄比畫著：「瘀青到入殮都還是烏黑的，我媽表情，沒有安詳，痛苦到有點嚇人。」阿基兄抬頭看著我們：「我不想走的時後也這樣。」

「我媽沒死前，知道自己病重，有交代我們兩個，她要順順的過去，沒想到那天，我們兩兄弟到苗栗做工，我小弟先趕到，醫生一直催一直問，情急之下，哪敢說不插……我媽還是被拚命搶救。」阿龍好傷心。

「如果你們已經有打算了，阿基兄可以在意識清楚時先簽下預立不實施心肺復甦術的同意書，這是公文書，是有法律保障的。」

「阿兄，那你就當我的見證人吧，到時，別再讓老三來亂搞了。」

因為阿基兄的行動不便，我們請社工幫忙申請輔具，在阿基兄出院不久，申請到了輪椅。那天，我們載著輪椅到阿基兄家，要給他一個驚喜。

「看，給你拿輪椅來啦！」我們興沖沖的推進去。

「還好嗎？」蔡主任問坐上去的阿基兄。

　　阿基兄害羞的點點頭：「現在坐這個，我自己眞的有辦法操作嗎？」

　　「可以啦，這雖然是小台的，靈活度不錯呢！」

　　我們指導阿基兄使用輪椅方式，一會兒過後，林醫師建議：「我們也去戶外試試。」

　　「要下坡時，要記得這樣轉過來喔！」

　　「啊、啊，慢慢來，不要向前衝，要這樣子滑下去喔！」

　　「對嘛，阿基兄你看輪椅向後推，這樣子比較不危險對不對？」

　　「阿基兄，等一下、慢點慢點，翻過去就完蛋了。」

　　大家緊張得有些手忙腳亂，阿基兄笑得好開心：「歹勢啦，歹勢啦！」阿基兄終於自己能讓輪椅「進退自如」，臉上喜悅的表情，深深感動著我們。

「北海岸金山醫院」時代，原本在鄉里的名聲真的不好，不少居民像阿基兄一樣，原本期待臺大醫院進駐後，可以獲得更好的服務品質，誰知道還是面臨被轉院的命運。

社區型的醫院，給民眾的觀感好壞，消息散播得很快，只要一個認為不好，口耳相傳，大家就都說不好。可是地區型醫院，居民就這麼多，許多超昂貴的重裝備醫療器材儀器，真的需要設置在這裡嗎？設置了之後，又有幾位民眾可享用到呢？社區醫院的經營與生存，確實需要不一樣的經營思維。

或許五十幾歲的阿基兄看起來不像生命末期個案，但他的確有可能面臨到相關的問題，醫療團隊有責任協助他對預後的不解及決策的形成。在很多醫療人員的思維內，這樣的個案是不用跟他提「DNR」的事。但我們通常在第一次接觸個案了解病情後，評估預後風險，確實有必

要，就直接導入「DNR」相關概念。

　　堅叔常說：「病人有知的權益！對有需要談末期生命照護決策的病人或家屬，就應該於第一次接觸個案時，坦誠明確的告訴他們，人生的道愛道謝道歉道別，是要有時間去一樣樣完成的，何不讓他們能從容的去完成心願呢？」

文／堅叔＆香蓮

深宅大院

　　這是座斑剝、古老、破舊的紅磚大宅院。

　　穿過陰暗走道，一靠近廚房，傳來一陣刺鼻的嗆味。

　　「阿菊姐，妳廚房在燒什麼啊？」

　　「在蒸粽子啦，沒關係。」弱智的阿菊姐指著冒煙的炒菜鍋。

　　這味道實在太詭異的不對勁，和粽子完全無法連結，我趕緊走向擱在廢棄大灶上的瓦斯爐；阿菊姐卻一個箭步搶到我之前：「關小火，就好了。」

　　我伸手打開鍋蓋，發現有塑膠袋墊在鍋底蒸粽子：「粽子直接隔水蒸就好了，為什麼還要墊著塑膠袋當底？」

　　「怕那個啦──」阿菊姐抓了抓滿頭糾結的亂髮：「鍋子，我沒有洗啦。」

凱哥是咽喉癌患者，第四期，在醫學中心開完刀後回到老家，本身因為小兒麻痺、右手抬不起來，無法自行換藥。凱哥的太太阿菊姐弱智外，有控制不良的糖尿病、高血壓，平時手抖得很厲害。

回到老家的凱哥，除了有氣切，還有鼻胃管及一個開放性傷口，必須每天到醫院門診換藥。這對虛弱和行動不方便的凱哥來說，是很辛苦的奔波，而弱智的太太又真的幫不上什麼忙。這兩個月以來，我們不斷地幫凱哥找尋各種可以方便他的照顧方法。

趁著阿菊姐因為右腳傷口小破皮，引發紅腫，一直無法癒合，加上她是糖尿病病患，傷口癒合較慢擔心會造成蔓延，所以還是安排她住院。在阿菊姐住院期間，病房醫護同仁試圖教阿菊姐幫凱哥換藥，但是沒有成功；因為換藥的精細動作太多又複雜，阿菊姐一直因手抖而不穩，所以沒有成功。

凱哥的換藥，包括拿掉氣管內管、泡雙氧水（雙氧水還要有一定比例的稀釋）、清洗內管的痰液、再用開水沖洗，氣切傷口消毒換藥時，棉棒要穿過氣切下的縫隙消毒，再很小心翼翼在縫隙放上紗布。而臉頰開放性傷口，

有很多分泌物要用棉棒清潔，偶爾拿下舊紗布時，萬一太大力會造成微血管出血，出血要相當敏捷的拿棉棒加壓，再塞入生理食鹽水散紗覆蓋吸附分泌物，最後傷口覆蓋上棉墊並貼上膠帶固定。

我們發現來醫院的凱哥，身上總有不好聞的味道，衣服髒髒的、傷口周邊也髒髒的，問起居家生活，凱哥搖頭嘆氣外，紅著眼眶不說一句話。於是我們決定，到凱哥家一探究竟。

約好時間，和施醫師一起從醫院出發，走路只需十來分鐘的一條小路盡頭，是凱哥家，隱藏山林間這樣的古老三合院紅磚大宅，在早年，應該也算顯赫人家的「豪宅」吧？雖然如今破敗，瓦殘、牆倒、雜草荒蕪，曬穀場上，堆著回收沒整理過的雜物，飄散著一陣陣回收場的怪味。

老房子屋內陰陰暗暗，進了廳堂，沒有看到凱哥夫妻的蹤影，只聽到屋後有不斷的狗叫聲。打了手機給凱哥後，阿菊姐和土狗小黃，不知從哪冒出來迎接我們。

相較於屋外亮晃晃的陽光，廳堂上無窗，採光僅來自門扉半掩的門口，強烈的明暗對比，讓視覺落差很大。一張破到海綿迸出來，坐墊凹陷的沙發，像被踢歪了似的，

橫在牆邊、缺隻腳的古老茶几，上面蒙著厚厚的一層灰。

「客廳好暗啊，這樣走路容易摔跤，開盞燈吧！」施醫師順手把沙發靠牆放好。

「沒燈啦！」

怎麼可能？我們環視四周，天花板上有燈座，沒燈泡。

「是壞了沒修嗎？」

阿菊姐沒回答，拉著我往後走：「帶你們去看我常跌倒的地方。」

穿過昏暗的長走廊，旁邊有半關著門的幾個房間，幽黯落寞，沿途只留約十公分可以穿越腳步的空隙，兩旁散放一堆堆的塑膠袋、寶特瓶、紙箱，還有乍看之下分不出是什麼東西的雜七雜八，難怪阿菊姐常會跌倒。

穿過陰暗走道，一靠近廚房，傳來一陣刺鼻的嗆味。

「阿菊姐，妳廚房在燒什麼啊？」

「在蒸粽子啦，沒關係。」

這味道實在太詭異的不對勁，和粽子完全無法連結，我趕緊走向瓦斯爐；阿菊姐卻一個箭步搶到我之前：「關小火，就好了。」

　　我伸手打開鍋蓋，發現有塑膠袋墊在鍋底蒸粽子：「粽子直接隔水蒸就好了，為什麼還要墊著塑膠袋當底？」

　　「怕那個啦——」阿菊姐抓了抓滿頭糾結的頭髮：「鍋子，我沒有洗啦。」

　　從後院躓步進來的凱哥，聽到阿菊姐的話，只能無奈的苦笑著。

　　家訪過後，我們知道凱哥夫妻遇到困難，於是修改原先計畫，把期待阿菊姐學會幫凱哥換藥，修正為學會幫凱哥清洗氣管內管，至少讓凱哥不會因為一口痰塞住而窒息。

　　凱哥又住院了，這一周，我們努力的教凱哥學會用僅能活動的左手，取下氣管內管；再教會阿菊姐隨後馬上就去清潔內管內的痰液。雖然花了一周的時間，阿菊姐只學會清洗氣管內管這個簡單的小動作，但可以降低凱哥被一口痰堵住的風險。

　　出院前，我們試著幫凱哥夫妻轉介居家照顧，但因居家照顧及社區安寧法規規定：居家護理有管路，還需柯氏量表 3-4 級，及巴氏量表低於 60 分；而社區安寧需要簽署「選擇預立安寧緩和醫療意願書」，我們只好轉介社工

尋求更多支援。

　　接手的社工發現阿菊姐家為低收入戶且有殘障證明，社會局每月可固定進行補助，居家環境的整理，我們則尋求慈善團體協助。在醫療照顧部分，因凱哥沒有其他近親家屬可協助，在找不到更好的照顧方式下，只能交代阿菊姐：「仍然要每天帶凱哥到門診來換藥。」

　　於是，我們每天利用開診前或中午門診休息時間的空檔，可以不受干擾的花 40 分鐘，全心為凱哥換藥之餘，盡量也教阿菊姐一些簡單的生活衛教。其實凱哥很擔心，如果他……，阿菊不知道怎麼辦？或許應該另外找時間再和他們談談，以免凱哥的末期照顧的問題陷入更多的難題。

居家照顧標準，除了需要有明確的照顧問題外，還需柯氏量表3-4級，及巴氏量表低於60分；凱哥並不符合。

　　經過團隊會議的討論，凱哥符合社區安寧照顧計畫，於是我們和凱哥夫妻討論DNR，但阿菊姐很排斥，不願意凱哥簽署DNR，所以我們還是不能收案。

　　偏鄉醫療的角落，即便有各種福利制度，但總會有限制而無法提供當事人足夠的關懷，除了需要更多熱誠的耐心，才能讓我們成為社區民眾的好厝邊。

文／堅叔＆瑞萱

連螞蟻也欺負我

「哈囉，妳又被阿芳姐給投訴了！」

阿芳姐，是我投身居家照護的第一個個案，她已經不是第一次投訴我了——

第一次，是因為是阿芳姐對醫院提供的尿袋不滿意，委婉建議她：「如果真的用不習慣，可以請家屬協助購買慣用的尿袋。」這樣的回應，卻惹得阿芳姐十分不高興，安撫了許久許久，好不容易平息她不滿的情緒。

這次，是她的尿管洗澡時不慎滑脫，因為當時我已有事先約訪的個案需先服務，無法立即協助她重置尿管，讓她等了一個上午，不滿情緒高漲，於是打電話到衛生所投訴我們服務不周。

「我們才新婚，你就敢大小聲跟我吵？」阿芳姐怒氣

沖天的奔向陽台。

「又來這套是嗎？」阿芳姐先生嗤之以鼻，坐在客廳沙發，蹺起二郎腿：「有種就跳呀，老裝腔作勢，不嫌噁心嗎？唬誰啊？」

個性激烈的阿芳姐，翻過圍欄：「我要你後悔一輩子！」餘音未了，她真的縱身從 7 樓跳下。

送醫後的阿芳姐，脊椎骨折、下半身癱瘓，於是她開始了長期臥床的日子。起初兩個月，先生還頗自責虧欠的陪在身邊，漸漸的，先生對她的探望像蜻蜓點水，若被親友堵到問起，他總說：「忙啊！」娘家抗議他的日漸薄情，阿芳姐先生冷冷的問：「那後續的龐大開銷你們來支付，我專心天天 24 小時來服侍她？」

一年後，阿芳姐只收到一張寄來的離婚協議書，先生人像憑空消失了般，婆家更是不理不睬；無法自理生活的阿芳姐，一肚子恨天怨地，從早罵到晚，嚇得沒人敢待在她身邊。再心不甘情不願、也只能別無選擇的讓媽媽和哥哥阿松把她接回金山。

「返來，至少，還有阿母照應汝三頓、捧燒捧冷、顧汝洗蕩。」阿芳姐母親，從年輕做到老，彎腰駝背，滿頭

稀疏白髮，七十多歲的老母親，就算女兒殘廢了、被拋棄了，淚往肚裡吞，再力不從心，也要接女兒回家，能照顧一天算一天。

接阿芳姐回金山前，她大嫂就先把話說在前頭：「伊要和阿母住平房舊厝，阮住五樓公寓厝，阿松要賺錢吃頭路，誰人閒閒能常背她上上下下？我也要逗賺錢，沒法度奉待伊，阿母汝自己要想清楚。」

第一次到家訪視時，發現平躺在床上的阿芳姐下肢有大大小小的傷口，因為她脊柱已經僵直定形，連高位輪椅都不能坐，下肢傷口更不易被發現。她告訴我：「這傷口已經兩三個月了。」換過不同藥膏擦劑，老母親幫她勤換藥也都沒有改善，太奇怪了！這天，我翻開她睡床的被褥，細心查看之下，赫然發現──床上好多好多螞蟻亂竄！

原來阿芳姐吃喝拉撒多在床上，且她下半身不能動，被螞蟻咬傷也無能為力。老母親早已視茫茫，哪看得見滿床爬的螞蟻，阿芳姐的生活起居，已經讓老人家咬牙苦撐，更別提屋裡的清潔打掃、環境衛生了。回到醫院和團隊討論，我們決定先使用沒有氣味的殺蟲劑對付惱人的螞

蟻；可是又一個月過去了，阿芳姐下肢傷口依舊沒什麼改善。

　　阿芳姐家的環境實在很凌亂，不只螞蟻，連蟑螂、不知名的小蟲子，都不客氣的欺負著她，光依靠殺蟲劑只能治標，因此我們決定號召社區熱心的志工，一起來幫阿芳姐好好打掃環境。一個月後，阿芳姐的傷口終於完全好了，老母親也跟著開心的笑了。

　　阿芳姐的舊厝家，院門口一望無際的大海很藍，在不同天候下，都能演變出不同層次的藍色風貌，不論是豔陽下靚藍直逼剔透似的潮來潮往，或是陰霾天的抑鬱灰藍、風雨天的波濤藍白交錯奔放，都美得讓人陶醉，每次去她家，我就忍不住先在外面多站個十分鐘，吹吹海風、看看海浪，沉澱自己的心。

　　幾次家訪熟識後，阿芳姐有時會問：「隔壁不是在蓋新屋嗎？新房子佔地很大嗎？」

　　「嗯！」我沒多想些什麼。

　　慢慢我發現，阿芳姐很關心鄰居建造新屋的進度，她常問：「蓋到哪了？」

　　「二樓。」

「妳看，會不會遮到在我家門口就可以看到的燭台嶼跟野柳岬？」

「不會。」

「那還好！」阿芳姐接著嘆了好長一口氣，自言自語的唸著：「希望有一天，能再親眼看看家門口的海，一次、一次就好！」

阿芳姐的臥房在屋中的最裡間，因為老母親怕她會吹風受寒，唯一的一扇半開窗，看出去是後院曬的衣服、再過去是綠意不盎然的蕭索山坡地，只要一起風，老母親就忙著關窗拉上窗簾：「汝千萬麥擱傷風感冒啊！」難怪阿芳姐房裡總是悶著一股怪味道。

「護理長，我真的好想好想，再看一次海就好。」阿芳姐的懇求帶著哭聲。

我沉默了，我知道以阿芳姐的狀況，她想要「看海」很困難、是大工程；捨不得當面拒絕她的淚眼中熱烈的企盼，只好婉轉的先告訴她：「我回去和大家討論看看、想想辦法。」在跨團隊會議中，阿芳姐的心願被認真的討論，有同仁贊成，也有人擔心脊椎損傷未及時復健的她，僅能長期平躺在床上，十多年沒下床過了，突然搬下來，擔心

因為突然的姿勢改變，造成休克。

　　再次到阿芳姐家，她迫不及待的追問：「你們有想到讓我看海的辦法嗎？」

　　「這畢竟是有相當危險性，有時候會有突發性的姿勢性低血壓，會讓人措手不及。」

　　她垂頭黯然不語。

　　那天離開時，我和開車的家能大哥，用相機拍了幾張她家門口的海，想說下次洗出來放大，帶給她看，聊勝於無吧，但阿芳姐那抹近乎絕望的失落，卻如影隨形，在我腦海揮之不去。果真，當阿芳姐看到那幾張照片，手撫摸著燭台嶼跟野柳岬，淚水一滴滴的滴進大海中。

　　在院層級的健康促進委員會中，堅叔聽完我的報告，做了最困難的決定：「幫阿芳姐圓夢！」三天後，我們小心翼翼的用床單，將阿芳姐抬到自己家中的客廳，讓她坐在先喬好角度的籐椅上，親眼看一看自己家門口的海，阿芳姐臉上的滿足微笑，讓在場的每一個人動容。

　　「請讓我多看一下下好不好，拜託！」阿芳姐拉著我的手，又哭又笑的商量，老母親在阿芳姐身後，不停的拱手鞠躬拜託。原來，看著病人發自內心由衷的微笑，感受

是那麼樣的深刻、美好……阿芳姐家養的一隻黑色土狗皮
皮，看到陌生人都會不斷凶狠地狂吠，只有我們來，牠才
會靜靜地搖搖尾巴跟在一旁和我們打招呼。

一連下了幾天的雨，又濕又悶。

119 竟然送來了割腕自殺的阿芳姐。

在病房中醒來，除了哭還是哭，不吃不喝，阿芳姐誰
都不理。

「變天阿芳人艱苦，對我使性子，剛好被伊阿兄來看
到，阿松罵伊不知好歹、折磨、拖累老母，罵阿芳是嫁出
去的女兒潑出去的水，有什麼資格住在後頭厝還嫌這嫌
那……」累到連哭都哭不出來的老母親，茫然失神又無奈
之至：「手心手背都是肉，阿松操煩啥我嘛哉，我也不能
責怪阿松啥，伊嘛有自己的家要顧、有自己的日子要過，
我嘛煩惱我若有三長兩短，阮阿芳到時是要放給誰照
顧？」

看心理師邊探視阿芳姐，邊勸慰著阿芳姐的老母親，我心裡很糾結，人生許多人情世故，和醫療極限一樣，不是我們一般人能解的。這樣的挫折感，讓我也很無力！

　　社區醫療及居家照護，絕對不僅是換換氣切管、鼻胃管、尿管這三管的工作；目標上，是要能真正落實「五全照護」，指的是做好全人、全家、全程、全團隊及全社區的照護理念，希望我們能夠牽引扶持著病人和其家屬，走完人生最後的一段路。

　　也許是還年輕，人生閱歷不足，希望日後能有一天，我能有豁達坦然的大智慧，幫助需要幫助的病人，越是在偏鄉，資源有限，更需要關懷的顧及。我要為自己加油，在歲月的淬鍊中，茁壯成長，不要被打敗！

文／堅叔＆旭華

吃鹽求生

阿萬嫂悄悄把我拉到門外：「護理長，多謝恁大家想辦法救阮頭家，伊喔，肺癌都可以過關，若是死在吃鹽這件代誌，我一世人攏沒臉見人，自己的良心嘛過不去。」

7:30 晨會，夜班組長熟練的介紹新病人：「621-1 床李阿萬。」

現場同仁齊聲：「哇，怎麼又來啦？」

阿萬伯 4 月的時候，因鈉離子偏低，陸續進出病房多次，每次入院做完處置後後，活動力就會慢慢恢復，只是住院的間隔時間越來越短。於是在第 3 次住院時，做了一張電腦斷層，發現肺癌！阿萬伯一開始覺得自己可能不行了，心灰意冷的認為自己反正活不久了、不想治療。

阿萬伯的主治蔡醫師察覺他就醫態度有問題，因為肺

癌是原位癌，若不開刀治療，就這樣自暴自棄，太可惜了。蔡醫師積極與阿萬伯和他的家屬討論後，啓動病人轉診系統（病人轉診系統指的是：當個案狀況，本醫療院所無法提供服務，經與臺大總院聯繫後，病情相對穩定者可直入臺大病房，免去掛號看診之時間）協助轉往臺大總院，進行手術治療，7 月下旬順利轉回本院，繼續療養身體。

但是出院後不到兩星期，阿萬伯又因全身無力入院，檢查結果又是「鈉離子偏低」。這次住院離上次只間隔了5 天，這次住院，阿萬伯的話變得更少，人很消極、眼神更無奈、無不透露著無助與絕望。

每日早晨的例行性查房。

「阿萬伯，你還好嗎？」

只見他用苦笑回答。

「吃東西沒？有加鹽巴嗎？」

阿萬伯搖頭又點頭。

「噫？你太太呢」

「等ㄟ就來啦。」

「醫生有提醒，你要記得吃鹹一點喔！」

阿萬伯點點頭：「知啦、阮牽仔會注意。」

回到護理站後，忍不住問阿萬伯的主治醫師：「阿萬伯又住院了，不是開完刀電解質應該會比較平衡嗎？怎麼還會因鈉離子太低住院啊？」

「我本來也以為開刀後就解決問題了，之前我們也會診過腎臟內科，阿萬伯是本身腎臟也出問題，只有補充高單位鈉離子，才能解決問題。上次住院也請營養師協助，看能不能怎麼幫他把鈉離子補回來；我每次看到他，也都特別叮嚀他要多喝鹽水，加強補充鈉離子。」

醫師之所以這樣交代，是因為鹽巴內含鈉離子，因阿萬伯經過檢查，確認腎臟功能發生問題，需大量補充鈉離子，因此才建議他喝鹽巴水，一般民眾鈉離子偏低時，請千萬別隨意補充，仍須經醫師看診後，視病況來做治療。

「我巡房時，看他是喝鹽水喝得很勤啊！怎麼還會一直鈉離子偏低？不然這樣好了，等阿伯出院後，我們到他家去做關懷個案好了，也許這樣，才能真的找到問題到底出在哪。」

阿萬伯辦出院當天。

「阿萬伯，你出院後，我跟蔡主任找一天去你家看看

你好不好？」

「唉，搞不好，你們還沒來，我就又入院了。」

看阿萬伯這麼沒信心，這趟家訪得盡快成行才好。約好時間，臨出門，一看地址：「天啊，這是什麼地方呀？」竟然連在金山算熟門熟路的司機大哥，也弄不清楚。

「路是長在嘴上的，邊走邊問好了。」司機大哥說得自在，偏鄉有很多奇怪的門牌地址，還真不是長年生活在都會地區朋友可想像的。

尋尋復尋尋，總算找到阿萬伯住在海邊附近的家，碧波萬頃、海天一線、風景令人心曠神怡的優美，在豔陽高照的夏天，海風迎面吹來，好舒服。

按了門鈴，沒人應。

「阿萬伯，我們來囉！」連喊好幾聲又拍門，還是沒人應。奇怪，怎麼會不在家？行前我還有打過電話來呀！

「恁是金山病院的嗎？」我們的大嗓門，讓隔壁鄰居的一位阿桑跑出來：「我是伊厝邊啦，阿萬伊某有交代，幫恁開門啦，伊某出門去做工啊，趕不回來，我來幫恁開門。」

阿桑領我們進了門，古厝總是有說不出的陰陰暗暗，

左轉第一間就是阿伯的房間。

「阿萬伯，身體還好嗎？我和蔡主任來看你了。」

阿萬伯很勉強的慢慢從床上撐起身來，滿臉愁苦：「我的腳又不能走了，全身沒力，歹勢啦，無法度走出去開門。」

「又不能走了？你有吃鹹一點嗎？」蔡主任忙著先看診。

「我都吃很鹹啊，也有一直在喝鹽水。」阿伯手指著床邊矮櫃上的一壺水和鹽巴罐。

「你在家都怎麼補充鹽分的？」蔡主任很好奇。

阿萬伯指著桌上水壺、茶杯、鹽巴罐：「阮某出門前會先幫我加鹽巴在茶杯內，加得很鹹啦，鹹到會轉苦，我根本都喝不下。」

真相大白，我們終於了解，為什麼阿萬伯會一直反覆住院了。他太太因為需要工作，無法幫忙準備阿萬伯要吃的特調食物，只能一直要阿伯喝鹽水。

「可是在醫院，阿萬伯你不是也拚命的喝鹽水嗎？」

「那是為了可以趕緊出院，逼不得已啊！在醫院要做給醫生看，只能配合，但是回到家，實在真的無法硬撐著

喝這麼鹹的水了。」

靈機一動，我想起「鹽片」這樣東西，只是並不普遍：「我們去幫你找一下，看有沒有鹽片，像吃藥一樣，一顆吞下去的好嗎？不然這樣吃下去，也不是辦法。」

「我們幫忙找一找鹽片，你現在有力氣站得起來嗎？」蔡主任在測試阿萬伯的在家活動狀況。

「站得起來，可是很沒力氣，要很勉強啦！」

看阿萬伯舉步維艱，蔡主任邊扶邊交代：「你明天一定要回我門診一趟。」

這就是阿萬伯在家補充鹽的方式，但太鹹的鹽水真的無法讓人吞嚥，所以阿萬伯索性就不喝了，便造成了他常因鈉離子偏低而反覆入院的原因了。

回到醫院，我直奔藥局找藥劑師：「小馬，有件事想請教一下，有個病人鈉離子比較低，有時低到 110-120 左右，反覆出入院 5 次了。我記得好像有些地方有在賣鹽片，可是我們醫院沒有，你知不知道在哪裡可以找到賣鹽片的地方？還是總院會有？不知道可不可以幫忙進這個東西？」

「我們總院也沒有鹽片。」聽小馬回答我還真傻眼，

我以前服務過的醫院都有呀，之前在加護病房工作時，病人補充鈉離子時，醫師都會請家屬去醫院樓下藥局買，臺大不是臺灣的龍頭醫院嗎？

「不是鹽片不普遍，是剛好臺大醫院沒有，其實生理食鹽水內就有很多鈉離子了。我可以幫忙查一下，要不聯絡社區藥局看看，我打聽一下，盡快告訴妳。」小馬真是有心人。

隔天，馬藥師為我們打聽到鹽片的消息，只有臺北市區的一家知名藥局有，立刻請臺北同仁幫忙買再轉回金山分院，終於讓阿萬伯可以擺脫喝鹽水的又鹹又苦的日子；我心理不禁歡呼起萬歲來。

拿到鹽片後，我們請阿萬嫂到醫院拿鹽片，並教導鹽片使用方法：「就是這樣，像吃藥丸一樣服用，這樣是不是比較方便多了？」

「這樣吞太好了啦，感恩喔、多謝啦。不過──」阿萬嫂滿臉狐疑：「不會太鹹嗎？都不用再泡開水沖喔？」

「放心，這就像平常吃藥一樣，配開水吞下去就好。不過還是要定期回門診抽血檢查喲！」

三個禮拜後，我們第二次家訪。

阿伯生龍活虎的站在大門口迎接我們，氣色真好。

「恁看我，手腳的力氣都比較有了，身體感覺好很多，哈哈哈，覺得食慾也好很多吃得比較下，一天可以吃三四頓都沒問題。」

「明明就是一天五頓。」難得在家的阿萬嫂從屋裡走出來，手上端著自家種的水果。

「現在膝蓋還是會無力，還好有助行器幫忙，不然走不穩，真驚會跋倒。」

「慢慢練習沒關係，因為以前久沒走動，腳的肌肉比較沒力氣。」蔡主任安慰著：「你看，因為肌肉有萎縮，腳有比較瘦了對不對？」

阿萬伯點著頭：「我會聽話，會打拚復健。」

阿萬嫂悄悄把我拉到門外：「護理長，多謝恁大家想辦法救阮頭家，伊喔，肺癌都可以過關，若是死在吃鹽這件代誌，我一世人攏沒臉見人，自己的良心嘛過不去。」

拍拍阿萬嫂的背，輕輕的擁抱她一下。那是團隊最後一次家訪阿萬伯，之後就再也沒看到阿萬伯因「鈉離子偏低」入院了。日後大家聊天時，偶爾還會提起阿萬伯，因為他的補充鹽分方式，讓我們的印象太深刻了。

「家訪」對我們這個團隊來說，早已是家常便飯。

　　一開始只是「不得不」聽從堅叔指示：「做社區醫院，就是要深入社區，不要一直待在醫院裡，才會發現個案不同的需求，才知道如何幫助個案。」

　　一開始真的搞不懂幹嘛自找麻煩？心存「就交差了事」，為了達成「訪視社區個案」的目標，只好硬著頭皮去探視個案。剛開始為了找頭緒，與蔡主任反覆從入院個案中挑選，阿萬伯就這樣成了我們的家訪目標之一。

　　家訪過程中，看到阿萬伯夫妻的現實生活問題，才發現病家生活習慣的不同，和我們一般在醫院衛教中，用振振有詞「想當然耳」的說教，是頗有差距的，並不完全是能一體適用。

　　進入個案領域後，才知道我們自認懂的很多，衛教很好，但是對病人不適用就是不適用，若沒有真正用心體會個案的現況與困境，再多再好的衛教指導都沒有用。對臨

床團隊來說，家訪其實是有難度的，醫療團隊須跨越自身的專業傲慢，將病人當成朋友一樣來探視。

堅叔剛開始要求大家時，當然會有些人很反彈的，覺得沒這必要。之前在醫學中心上班的我，工作十多年從未進入社區探視過個案，反正病人只要一離院，就與我無關，我的服務到此結束。也曾有長官說過：「都沒服務契約了，妳多幫忙多做，萬一沒弄好，出了問題就指向妳身上，小心被告！」

「小心被告！」這句話，從我工作一年多之後，就一直烙印在我腦海裡，所以我努力不懈的將長官交辦工作及病人品質服務，擺在第一位，但以現下流行的「醫師常在法院、律師常在醫院」，我當然會害怕醫療糾紛。

來到金山醫院後，我發現堅叔講的在偏鄉應該「以病人為中心的服務」，與我所認知的醫療過程認知是不同的。堅叔常說：「以病人為中心，怎麼會他都病到不行了，還叫他一趟一趟來回奔波醫院呢？」很多不一樣的思想觀點衝擊，對我來說，正在除舊佈新中。

第一次的病房團隊家訪，我頗震撼，原來我們可以做的，不只在醫療院所內，當我們將個案當成一位朋友，去

關心他，看看他，給他些協助，他和家屬是有感覺的，而
我們獲得「感謝與感動」的回饋，絕對比在醫療院所內還
要多。

文 / 堅叔 & 香蓮

白色之愛使命必達

北海岸有山有海，居民有農民有漁民，住家分散在山林裡、海港邊，沒有車子代步的話，實在無法到達。

如果沒有這五位救護技術員：育嶸、錦坤、家能、正庸、仁杰，還身兼公務車駕駛，不辭勞苦的接送兼「GPS」導航，真的很難在北海岸荒涼的鄉間小路，或有高迷路風險的無名產業道路上奔波，他們除了使命必達外，還是醫療團隊的最佳「救援人手」，謝謝這幾位幕後的英雄。

過去在醫療照顧裡，總認為醫療人員相當重要，主掌著醫療照顧品質及善終與否的關鍵，但萬萬沒想到，司機大哥們雖自比是小小的螺絲釘，在偏鄉奔波，他們竟如此重要！沒有他們好脾氣和耐心的上山下海問路、找路，便是寸步難行，無法把愛送到病家，無法完成我們推動的安

寧照顧理念。

我們醫院的司機大哥們，幾乎都是在地人，由在地人服務在地人，能融入更多的親切熱忱及在地人文特色。所以，若問我們團隊：「偏鄉推展社區安寧照顧，最重要的助力是什麼？」

「司機大哥們！」醫療團隊在此有禮嘍。

我們也來讓司機大哥們參與一下書的發表，平常他們可都是很古意的：

育嶸

因為陪著大家一起去做居家照護，讓我看到不一樣的金山，沒人愛多看一眼的偏遠的地區，真的很需要我們這樣的醫療團隊。

在我們的字典裡，沒有「放棄」這個選項，當路程好遠或難找、前不搭村後不著店迷路的時候，我們團隊一起用汗水感動病人和家屬，我以身為這團隊的一員而驕傲。我是金山醫院技術員，不只會開救護車接送病人，我還會送愛到北海岸病友家，我是金山醫院的宅急便，時時送愛到北海岸需要的地方。

錦坤

我是土生土長的金山人，從沒想過，早期被鄉里詬病的「北海岸金山醫院」，會有今天這樣大的改變。

堅叔剛來時，連醫院附近的攤販都笑他「憨膽」敢來接金山醫院；堅叔花了很多心思幫忙我們金山人，給了我們之前從沒接觸過的面對生死豁達觀念，堅叔很有人情味，是認真的在和北海岸鄉親搏感情。

家能

和這樣的團隊共事真好，很幸運我是團隊的一份子，能共盡一份心力。團隊中，我的台語算最「輪轉」，所以有時候我是翻譯，是那種能適時有「潤滑劑」作用的翻譯，比如協助醫師把醫學名詞的解釋，用台語的淺白形容，說明給家屬聽，又可以幫忙記錄下很多感人的真實故事，讓更多人了解社區安寧的重要性。

正庸

加入金山分院這個團隊之後，我的感覺是，之前沒有

聽過、看過有人這樣做，會爲要往生的人去設想？先別說
醫師，尤其是院長、院長耶，不都高高在上的嗎？還會親
自下鄉去和病人及他的家屬溝通？剛開始，別說有病人和
家屬被院長親臨嚇到，連我都覺得不可思議。

仁杰

自從加入居家醫療團隊，才知道醫療輔具的重要，比
方這卡紅色的小行李箱，說大不大，可該備的醫療器材俱
全有如百寶箱：血壓計、聽診器、血氧監測機、耳溫槍、
血糖機、皮尺、各式敷料及換藥用物、空針、備用管路如
鼻胃管、尿管等、乳液、按摩油或精油、凡士林、隔離
衣、手套、廢棄物收集袋、各式衛教表單、病歷等林林總
總，對女生來說，還眞挺重的，出任務時扛箱子這種粗重
活，當然是我來就好，當然不能讓女生們被壓垮嘍！

2012 年 2 月 18 日，盛大的誓師典禮過後，「論人計酬計畫」正式啟航！

　　雖然院長說這是天上掉下來的禮物，可是對非醫療團隊的行政人員來說，大家心裡不免忐忑不安，誰知道這真是天上掉下來的禮物？還是燙手山芋呢？手邊負責的工作已經分身乏術了，這天上掉下來的禮物，又該如何接呢？

　　踏出第一步時，同仁不免觀望，反正是「政策」，就先騎驢看唱本，走著瞧再說。但經過數次的家訪後，與民眾面對面的溝通互動、彼此關懷，大家懂了院長的用心：當你走進病人的家裡，就會發現一切都跟你想的不一樣。病人為什麼吃藥吃不好？可能因為他根本沒照醫囑吃；有吃藥為什麼也沒好？又有可能是其他條件沒有配合。只要到他家裡去看一看，就知道問題出在哪。

　　有位訪視的個案，年輕時曾開柑仔店的 76 歲阿嬤，因為退化性關節炎，在我們醫院復健科做了一段時間的復

健，但療程沒完，阿嬤就不見人影了。家訪時，發現阿嬤除了行動不便之外，兩眼有嚴重的白內障，所以在她的眼中，我們個個都是俊男美女，雖然聽了開心，但心中更是滿滿的不捨與心疼，因為在她的眼中，世界是一片模糊不清。

第一次陪著阿嬤到眼科就診，醫師問診得知，阿嬤因擔心手術費用高、加上行動不便，以至於無法決定是否要接受開刀治療。

當下我們決定到阿嬤的家中，跟家人把病況解釋清楚，門診的第二天，沿著蜿蜒的泥土小路再度到阿嬤家，多了份疼惜之心，也因此留意到我們開車的十幾分鐘路途，阿嬤卻需要辛苦的花上數十分鐘，由外傭推著輪椅，一路顛簸到醫院來做復健，原來我們自認為近在咫尺的距離，對阿嬤來說，卻是那麼的辛苦。

阿嬤家中，只有阿公及外傭在家，阿公聯絡位於外地的女兒，希望她能回來一趟，會比兩個老人家更聽得懂醫師的意思。阿嬤的女兒回來聽完說明，反問一句：「我媽行動不便，該如何到臺大總院就醫呢？」

在大家熱心的查詢下，提供了阿嬤新北市復康巴士接

駁的服務，解決了阿嬤交通的問題，順利到臺大接受治療。

　　阿嬤完成右眼白內障的手術，再次去探訪她，純樸的阿公一直和我們鞠躬，忙著招呼我們喝茶、吃水果；阿嬤再次看到清楚的世界：「恁大家真正都是活菩薩，肯幫忙阮老大人，阮攏不知要按怎感謝恁。」阿嬤又哭又笑，我覺得自己不只是笑在臉上，也由衷的感受到什麼叫做「心花朵朵開的快樂」，助人，真的是快樂之本！

　　雖然行政部門的同仁，自認為只是醫院中小小的螺絲釘，但是在走出醫院，走進病人生活中，付出的過程雖然不免辛苦，但得到了民眾滿滿的肯定，原來小小的螺絲釘也能發揮「視病猶親」的功效，這才發現，有這麼多的病人和家屬，需要我們的關懷，即使只是一句簡單問候，也能帶給他們滿心的溫暖與安慰。

　　家訪的過程有歡笑、淚水、無奈，家家有本難唸的經，一步一腳印走下來，才體會到這天上掉下來的禮物，原來也是一種機緣，讓在白色巨塔裡工作的行政人員也有機會深入社區，看到不一樣的醫病關係經營，特別是老人家的無助。只要活得夠久，誰能不老呢？

　　居家照護是條漫漫長路，仍需大家齊心的努力，雖然我們也會有疲累、無助的時候，但仍然會有大大的動力支撐大夥勇敢向前走，那就是病友的笑容及其家屬安心的感謝，為自己、也為金山醫院加油！

文／堅叔＆瑞萱

堅叔開講

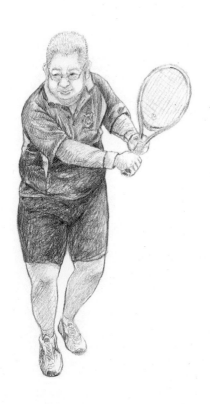

　　無效醫療的耗費，約佔全年健保總支出的 20%，如果以健保西醫全年 5700 億預算的 20% 來說，大概有近 1200-1300 億花在無效醫療上……

白色巨塔裡的井底蛙

　　我們臺灣有全世界大家都叫好的健保，但整個的醫療環境卻不是很好，不論是從醫方、病方，或者牽扯到整個社會、國家，臺灣醫療環境是有斷層的。

　　現行健保的「論件計酬」醫療給付，被壓得非常低，既然上有政策，醫療院所當然會有對策，應對的態度就是「廣納病人、以量取勝」。長久下來，我相信年輕的新生代醫生會搞不清楚，「治病醫人」到底是為何而戰？衡量拚營運績效嗎？還是幫病人及其家屬減輕病痛之苦？

　　近年來醫病關係很緊張，迫使醫護人員為自保，產生很多防範性的醫療，結果造成原本不需要花錢的醫療，會越變越多；尤其是在末期病人這一塊，會有很多無效醫療。無效醫療讓醫護人員可自保「該做的我們都做了喔」，而院方也可在延長死亡的過程，再多賺一筆！至於受苦的

病人也好、家屬也好，那是他家的事，與我醫院無關。這樣一個無效醫療的耗費，約佔全年健保總支出的 20%，如果以健保全年 5700 億預算的 20% 來說，大概有近1200-1300 億吧，這會讓醫療給付加速崩解掉。

現行的醫學教育，訓練了一大堆的專科醫師，講好聽是叫「專科醫師」，難聽一點就變成了「單一疾病專家」，或者叫做「器官專家」，這樣精細區分的結果，當然就不會「以病人」為中心、以家屬為中心；醫師只專一研究診治「這一個病」，其餘病人的身心靈整體健康，那是別科的事。

「對病家要有同理心！」在醫病之間，長年累月不斷地在這樣呼籲，就是因為醫界做得不夠，照理說，醫療是最需要「愛」的行業，「將心比心」如果是慢慢在消失的話，這將是非常可怕的事情；這個問題如果不趕快解決，15年之內，會把整個醫療體系弄垮掉。

醫學中心訓練出來的醫生，照理說應該是全國最好的，若就醫療知識、專業知識，我也深信絕對是全國最好的，可是我們慢慢發現，僵硬的教育制度栽培出「眼界狹窄」的學生。到了地區醫院之後，我不僅發現、還印證了

什麼叫做「白色巨塔裡的井底蛙」。

　　快速高齡化又少子化的臺灣，獨居人口有增無減，年紀大了病痛難免，老人的就醫問題，是我們能每天坐在醫院裡面等病人的嗎？被動之下，我們有眞正解決掉病人的問題嗎？還是我們製造出很多病人的問題？沒有錯，只要病人能夠來醫院的，我們都有幫他解決問題，可是我們有沒有想過，那些沒辦法來醫院的病人怎麼辦？就當是醫療的邊緣人嗎？

　　臺灣的家庭醫師制度也好、分級轉診制度也好，都難以眞正落實。到區域醫院，走進社區基層去看看，孤苦伶仃的病人，家訪後赫然驚覺糟糕——他一個人可能遊走了四五家醫院的門診，也搞不清楚越來越多的藥袋中，哪些藥是該吃的？哪些是不該再吃的？甚至很多重複的藥，多重用藥也都不知道。

　　獨居的病人，不一定是老人，但因乏人照顧，常常都是這一家醫院看完爲求心安，再多看一家醫院保險些，他們總覺得說要多看幾家比較有保障。如果在他家裡，是沒有照顧的人幫忙叮嚀提醒，其實這樣吃藥，對他們的治病，變成都沒有什麼好處，過量的用藥，身體只會越來越

糟，還常常會跌倒，造成一病未癒另一病又起。

尤其是臺灣的鄉下，很多都是在籍不在地，年輕人都去外面打拚了，剩下的都是老人跟外勞，請得起外勞照應的還好，但多的是孤單無依的病人，數著日子等往生嗎？這樣的情境，如果沒有一個很好的基層醫療，或是沒有一個能夠被信任的基層醫療，隨著臺灣的醫療困境，問題只會越來越嚴重。

在巍峨的白色巨塔裡，頂尖的專業知識，有沒有辦法真的能夠造福到一般的民眾？其實我覺得沒有！在醫學中心，專業技術的確是造福到某一些特殊的病人，但普羅大眾呢？醫療照理說，應該越普及越好，可是臺灣越來越像大陸，基層醫療垮掉了，民眾不信任基層醫療！

臺灣也沒多大，民眾有就醫選擇的自由，譬如以金山來說，病人可以跑基隆長庚、馬偕、新光，連到臺大總院，也不過一個多小時。在金山看次病一百塊，到醫學中心看病四五百塊，有差別沒有錯，可是對病人來講，還好啦，多三四百塊，再加上一個交通費，多花千把塊錢，可是得到的是一個安心。

基層醫療的建構，不是應該以方便、親民、就近這些

特色，來吸引在地民眾嗎？從我們現在臨床的認知裡發現，75%-80%的疾病，應該是在基層就可以得到解決了，比較困難的疾病再到醫學中心也不遲。可是如果要打破這樣的狀況，馬上受害的就是醫學中心，因為醫學中心的「業績」會馬上掉下來。醫學中心原本應該以教出更多、更好的醫療人員為目標、為主，但現在因健保局的給付太低，為了能營運下去，就必須要「衝到一個總量」才能營運得下去；這似乎也應了一句臺灣俚語：「日頭赤炎炎、隨人顧性命。」

因為健保的關係，使得一般的地區醫院沒辦法活下來，以現行健保的制度，到最後只有兩種醫療院所會活，一個就是洗腎或呼吸照護中心，要不然就是巨無霸的財團連鎖醫院，因為病人的流量大、換算成本就相對的低。所以很多那種一兩百床的小型醫院，全部都垮掉。這不只是現在金山的問題，在臺灣其他中南部、東部的偏鄉，一樣面臨相同的困境；臺灣的老人問題、安養問題，一定是會跟社區醫院有密切關係。

以北海岸地區為例，約有七萬多人設籍，可是就金山醫院進進出出的人，差不多兩萬左右，也就是說80%的

醫療給付，是花在其他地區的醫院，這些人是以健保的 data 分析出來的，他們醫療行為 80% 是在外地，只有 20% 在金山地區。這樣對一個社區醫院的營運成本是絕對不夠的，換句話說，沒有那麼多病人來撐這家醫院啊！可是實際上這一家醫院對北海岸地區，是有存在的需求，所以國家一定要有合理的方式，來照顧偏鄉的醫療院所困境。

「以量計酬」和「論人計酬」的不同，以量計酬，最大的矛盾是在於：醫院希望生病的人越多越好，這樣才會有利潤營收；但論人計酬，是希望這區域的一群人，在這區域的醫療團隊照顧下，盡量預防不生病、將小病攔截不成為大病；醫療團隊的工作是照顧健康為優先，然後才是處理疾病。就全民健康來說，不應該是事先就做好防衛機制，而不要等到事後再來補網嗎？

在門診，會碰到在地鄉親問：「最近膝蓋大腿很痠痛，不知道這個會不會怎樣？需不需要去大醫院做核磁共振看看？」

「先照電光（X 光）就可以啦！這是退化性關節炎啊，天氣不好溫差大，就會比較痠，天氣比較好，就會比較舒

服，要不然，要不要先來醫院做物理治療看看？」

　　診斷後的這樣一句話，病人得到了正確的治療，照一次核磁共振要多少錢？等於物理治療可以做一整個月。得到病人的信任，知道有人照顧他們，即便是身在偏鄉，也不會一有不舒服，就往大醫院跑啊！

　　以前北海岸金山醫院被詬病：「是有醫院在那裡，可是沒有醫生啊！」怎麼辦？就大家輪流去。急診也好、門診也罷，醫師一直在換，這次去看診和下次去看診，醫生病人互相陌生。照理說，在地的醫病關係，不是大家越互動越彼此熟悉嗎？這一群在地鄉親，日子一久，可能會是醫護人員的老病號，甚至誰家阿公阿嬤添了孫子或家有嫁娶喜事，都會來和大家分享。

　　「我這病，在金山看有效喔？不用去總院看嗎？」

　　面對病人對區域醫院的不放心，我總是這樣回答：「不用啦，在這裡看就好了，去總院，是我的學生在幫你看耶，我是老師，在這邊就可以幫你看好了。」

　　「那如果你們沒辦法處理咧？」

　　「我們會幫你安排轉診去總院的。」

　　讓病人信任醫療團隊，醫療團隊也信任家屬，大家坦

誠以對，也就不用怕會有什麼醫療糾紛。社區醫療如果完
整落實的話，有很多好處，至少醫病關係是會越來越好。

後記

衛教在偏鄉

集點換禮物

　　閒來無事的阿公阿嬤們，收看著特定頻道的「置入性」節目，主持人上知天文下知地理，所有疑難雜症都可以處理。舉凡睡眠困擾、腰痠背痛、會咳會喘、不管是便秘或拉肚子、從算命到居家風水，甚至夫妻感情不睦、兒女不孝，都可以三兩下搞定。

　　當然，如果觀眾購買節目中販賣的成藥「搭配」服用，效果會更嚇嚇叫的棒；更好康的是，購物滿兩千，加贈觀音菩薩加持過的佛珠一串，節目再三強調：「我們除了照顧大家的身體健康，還乎恁全家平安、乎恁賺大錢。」這樣便利又全面的服務，醫院自是無法比擬的……

　　37 度；人的體溫 36 度，今天室外的溫度 37 度，還不到中午！

身上衣服黏在皮膚上，來參加活動的民眾，擠進有空調的室內再也不肯出去參加戶外活動，本來要給工作人員休息一下的椅子，完全被民眾佔據。辦活動的最大恐懼是「人數」，人少會超尷尬、人潮洶湧，會抱著頭燒。

「災難！」我的腦中翻騰著這兩個字，手邊的事忙得停不下來。

「現場帶來填寫資料的一打筆都不見了，民眾抱怨要填問卷卻沒筆寫。」

「好多人都說冷氣不冷，要求開大點。」

「膠帶不夠用了，要找誰去買？」

很好，大家的火氣開始如同太陽熱力般的加碼毒辣，蓄勢爆發。

負責癌症篩檢業務承辦的文心很委屈的跑過來：「總院的醫師已經從臺北來了，可是我們借的子宮頸抹片車卻還沒來，大家都已經等得不耐煩了，怎麼辦啊？妳要不要過去安撫一下？」

邊小跑步、邊撥電話，我手機上的通話紀錄頁面上，顯示著一早就狂打詢問子宮頸抹片車進場時間的追蹤。

「來了來了，子宮頸抹片車來了。」一聽民眾有人這

麼喊，我突然懂了什麼叫做「久旱逢甘霖」；太好了，終
於！

立刻跟工作同仁扛著一箱箱的贈品、癌症篩檢備物，
準備車一到就先衝上車去佈置發放，邊「不好意思、請借
過一下」的快速擠過人群。

當一抬頭，一台小小的檢驗車，搖搖晃晃慢慢的開進
會場，篩檢的醫師皺著眉頭，疑惑的看看這台車、看看工
作同仁。

「不好意思，李醫師，今天新北市的活動太多，所有
衛生局的子宮頸抹片車都被借走了，只能借到這一台啦。
對不起、對不起，我幫您拿張小板凳，您會比較好坐。」

手上動作不能停，眼角餘光已經瞄到民眾用「兩光」
的表情，在議論紛紛這台小小的檢驗車。

彎腰塞進小小車廂裡佈置，不知道是天氣太熱？還是
空調失效？轟隆轟隆的空調大聲宣誓著它很賣力、卻很無
助！只見我們的汗水，就「汗滴腳下車地板」，一個個小
小的圓點，果真是「凡走過必留下痕跡」。

早上出門前，我細心化妝，並且特意將劉海梳到一
邊，企圖製造出一種優雅氣質的形象，希望讓來參加的民

眾感受到我的服務「誠意」與「禮貌」。可現在，我可以感覺到頭髮一綹一綹的散開黏在額頭上，真想抽空問一下身邊的同仁：「汗水把我睫毛膏暈開了吧？」

　　總算第一位民眾開始接受檢查了，空調轟隆轟隆，我的腦袋也轟隆轟隆，好渴！才走下車準備找水喝──

　　「佩璇姐，醫師和受檢民眾都說車上好像沒有空調ㄟ？越來越熱了。」

　　「知道了，你打電話給 XXX，問他空調為什麼會這樣？然後去找豪哥，拜託他回醫院拿電風扇，別忘了帶延長線，免得等下有人中暑。」

　　「佩璇姐，內場工作人員請妳過去一趟。」

　　「好、好，馬上。」

　　經過各項闖關活動區，一邊注意排隊的人潮，一邊考慮什麼時候要結束報到處作業，然後看到負責癌篩的文心，靠在阿公阿嬤的耳朵旁，大聲詢問基本資料。資萍則目光灼灼盯著所有「可能符合」癌症篩檢的民眾，熱情的邀請民眾來做檢查。當然，資萍被打槍的機率，跟願意接受篩檢的比率，絕對有壓倒性的差異，沒事去接受「癌症篩檢」喔？即便是免費，多數民眾還是覺得犯忌諱。

多數正在抽菸的阿伯，在我們笑臉迎人的拿著免費口腔黏膜檢查宣導立牌靠上前去的那剎那，立刻魔術般「瞬間隱藏」手上的香菸，展現睜眼說瞎話的功力：

「小姐，我沒有抽菸喔，我已經戒了啦！」

「我很忙啦，沒有時間去做什麼篩檢。」

「哎唷，就跟妳說，我沒抽菸了啦，不信妳看——左手沒有——右手也沒有。」缺了門牙的阿伯笑得好詭異。

「阿伯，醫師就在這邊，不到三分鐘就好了，你看，現在馬上就可以做了喔！」

「沒呷菸啊，擱做啥檢查？走啦走啦！」

看阿伯們手在我面前揮呀揮的，我真的有「好心被雷親」的挫折感。

有時我不免會想，這種不斷被拒絕、甚至總不見友善回應的工作，誰會願意要來做呢？特別是辦公室裡，多數是一些沒有社會歷練、也不見得有相關訓練的年輕女孩；看著她們在醫院、社區滿場跑，不管怎麼被拒絕刁難，都還是要維持笑靨如花，也真為難她們了。

一路上，我吆喝、奉勸民眾不要全部擠在同一個關卡：「關卡人比較少的攤位，一樣是可以集點換禮物的。」

隨著禮物走，絕對是辦活動中必備的吸引大法。只要有禮物，即使大雨滂沱，即使小小活動空間，也可以塞滿民眾。禮物讓參加民眾興致勃勃，工作人員忙到幾乎崩潰，為拿禮物，難免有人會賴皮一下，即使不符合活動規則，還是硬要拿，且禮物不錯的時候，還會重複排隊一領再領，甚至不斷插隊、發生糾紛。

幾場活動下來，我們也認識了幾個凡有活動必參加的死忠「粉絲」，只要來醫院就會找來辦公室和我們聊聊天，興沖沖的分享了她們新買來的「呷了ㄟ顧健康」的東西。追問之下，才發現她們在家就是當個「電視阿嬤」，透過主持人的噓寒問暖還「掛保證」，貨送到家才收錢的便利服務，是醫院苦口婆心，一本正經衛教無法比擬的。

我們長期受的訓練，是在面對民眾時，「醫療」這件事是必須要有詳細的證據收集、嚴謹的科學驗證，以及保守的推論；不能輕易做出違背科學的承諾，免得損害患者的權益。然而在巨大的文化氛圍與地區信仰之下，民眾期待速效式的醫療，當我們無法做出符合民眾期待的醫療保證、無法提供滿足民眾各種需求的醫療服務時，我們得承擔民眾的抱怨、質疑，而這些民眾會轉而相信口沫橫飛、

拍著胸脯、信誓旦旦的「XX 台的主持 XXX，伊講ㄟ攏嘛敢掛保證。」

今天的活動接近尾聲了，現場鄉親與工作人員看似已經脫離方才的混亂，安穩的坐在台下準備用餐，我也暫時抽離即將爆炸的情緒。當大家用餐的同時，我才想起自己從早上開始就幾乎滴水未進，連一趟廁所也沒去過。當抽個空檔，腳步才朝著廁所方向前進，就被提醒：「趕快趁大家用餐時間收拾會場。」

於是就看「金健康辦公室」的女性同胞，全發揮驚人的肌力、強度、韌性，肩扛重擔、手提重物，大步邁向交通車，還好有其他科室的好心同仁，全體總動員，加入收拾行列。曲終人散後，站在空蕩蕩的、不對、還有滿桌滿地垃圾的會場，整個活動過程如同一場不真實的夢境，陽光曬在皮膚上，依然熱呼呼的燙，低下頭，又見「凡走過必留下痕跡」的「汗滴腳下土」。

偏鄉，當然有好山好水的生活環境，但要維持生活品質，還需經幾翻「魔考」歷練。一開始到金山報到上班時，我也好天真的以為：下班後可以享受泡湯樂、周休的時候，去陽明山賞花吃野菜，再好好培養一下運動習慣……然而，我的浪漫想像，只有維了一個星期，之後我就不知道什麼叫做「生活品質」了。

　　不僅是負責社區衛教健康的「金健康辦公室」同仁如此，全醫院上下，也都飽受我們的求援騷擾。辦活動，除了定期宣導身心健康的衛教、醫院政策，也時時招募活動「志工」，邀請在工作之餘仍有熱忱、願意犧牲小我的朋友們，一起熱血深耕社區，讓即使身處偏鄉的居民，一樣也能有好的身心健康生活觀念。

　　每做一次免費的篩檢活動，不只第一線要衝現場篩檢量，回頭又要完成一堆文書作業，若成效不彰，還要承擔向高層主管單位報告時，被「指點教育」的壓力。在有限

的人力情形下，辦公室裡絕對不會有人是只有承辦單一的業務，所有社區活動，大家都得有難同當的分攤著，無一倖免。

當可以靜下來喘口氣時，不免開始思考：

究竟這些活動，能鼓舞多少民眾注意自己的健康？又真的可以讓多少民眾願意多為自己的健康負起責任？或許對於民眾而言，活動的參與樂趣，僅在於免費禮品的取得，但也希望在每一次的活動中，離開會場後，民眾多少也願意試著用更健康的方式與態度，去照顧自己和身邊的家人。

文 / 佩璇

習慣溝通方式的背後

　　難道說這些青壯年齡的紅唇族，不願意免費接受口腔癌篩檢的原因，不是不怕死，而是怕檢查結果「中獎率」太高？心知肚明的「怕死」嗎？

　　故事總是從平凡的一天展開。

　　某天，去病房看照會，順便跟病人家屬討論一下病情的預後，發現在場的男性家屬，幾乎個個都是紅唇族。仗著跟他們的數面之緣，開口邀請他們一起來接受口腔黏膜檢查。

　　不想這些先生們當場一陣嬉鬧互虧，比誰檳榔吃得最久、比誰天天吃得最多、比誰該先去檢查……好不容易病人哥哥拍著胸脯先上場接受檢查，旁邊的兄弟立刻起鬨：

　　「唉唷，難道你不會怕檢查出來，是有問題的嗎？」

「不檢查沒事，檢查出來如果有問題怎麼辦？」

「對嘛、吃都吃了，還是不要檢查比較好。」

咦？難道說這些紅唇族不願意檢查的原因，不是不怕死，而是「太怕死」了嗎？從這一天開始，我對這個族群的興趣大大提升。比起擔心年度癌症篩檢達成率太低，被扣補助經費，我更在意這個特殊族群食用檳榔的原因，即使知道對健康有害，卻還是不願意戒檳榔的原因。

這天來了一個在等檢查的中年男子，他堅決表明：「不要叫我戒檳榔。」工作人員苦心勸他：「一直嚼檳榔，會對健康有害啦！」阿伯不勝其煩的撇過頭去：「唉唷，我知道啦、我知道啦，可是我現在就是還沒有要戒，你們快一點幫我安排檢查就好了。」

那好吧，退而求其次，至少請阿伯告訴我們為什麼不想戒檳榔？

「我在餐廳擔任廚師，用餐時間生意超好，常忙不過來，很累、需要提神，每天至少都要吃兩包，休假的時候吃比較少。但從18歲出師開始，已經吃了十幾年了，覺得自己這幾年已經戒菸了，起碼、至少，總還可以留一個不良嗜好吧？」

「但這不大合理啊？」我不死心追問：「通常菸癮比較難戒，除了抽菸的社會觀感比起吃檳榔來得好以外，菸草中所含的物質，反而比較容易讓人產生依賴感呀！」

結果阿伯白了我一眼：「妳是不知道菸價一直漲喔？我菸癮很重，薪水又不高，菸和檳榔二選一非得要戒的話，就只好先戒比較貴的菸了。」

真相大白，原來我們從來都不曾真正了解這個族群，還誤以為他們不怕死。即使如此，我們也只能在活動中，改以比較溫和與死纏爛打並行的方式，邀請紅唇族來做口腔健康檢查。這樣當然還不夠，若能搭配牙科醫師後續的推動更好。

有心的牙科醫師顯然可以精準掌握紅唇族心理，每次檢查都會動之以情：「家裡小孩多大了？」會這樣問，是因為受檢查的民眾，通常都是中年男性。

「小孩還這麼小唷？我有個病人啊，就是都沒有做過篩檢，等不舒服到忍無可忍，就醫才知道已經是口腔癌末期了，不要說沒有機會看到自己孩子結婚，只怕連國小畢業典禮都來不及參加。」再來個加碼：「這次檢查看起來正常，不過，戒檳榔對你真的比較好，孩子現在這麼可

愛，看著他們長大，不是很好嗎？」

　　每次看到個案點頭如搗蒜，都不免在心中大力讚賞。這種完全量身訂做，階段性增加個案動機的心理戰，真是絕妙！改變宣傳的方式、態度，及搭配當天牙科醫師的神來一筆，或許可以讓人有意願接受檢查並且增加戒檳榔動機，但效果實質上可以維持多久，卻不得而知。

　　於是，戒檳團體的構想油然而生。一方面希望可以透過真實陪著他們走一段戒檳榔的堅持，了解他們的想法，另一方面，也希望可以透過團體動力，加強促成個體的行為改變。但問題來了，去哪裡找一群有意願被「揪團」的紅唇族？我們原本想先朝著「被道德勸說」來做口腔黏膜檢查的中年男性下手，但他們絕大多數都是被生活的重擔壓著過一天算一天，若還要要求他們，另外在生活中抽空定期參加顯然不那麼有趣的課程，戒除他們多年的習慣，實在是太困難也太不人道了。

　　連續幾個月的努力下，幾乎這群男士人人都說：「考慮看看。」但一討論到開班時間，就不約而同口徑一致的拒絕了。一直到某次聚會，文心發現以前的一位國中同學喬丹，竟然也吃起檳榔來了，一問之下，原來他工作的地

方，同事都在吃檳榔，他一個人不吃，太格格不入了。

　　事不宜遲，我們立刻威逼利誘喬丹，為配合他們方便的時間、地點，甚至跟衛生所合作，尋找合適的牙科專科醫師，要在其中一次的團體中執行口腔黏膜檢查。還祭出「只要來上課，我們就免費提供便當」的策略，只要他們一點頭，我們立刻就張羅好一切，甚至連便當都先準備好，還拿很不錯的菜色相誘。

　　原以為一切都會有點成效吧？沒想到，成員們還是意興闌珊，不是說：「下班都很累了，還要再去上課太辛苦了。」、「要上四次課太多了，能不能只上一次？」、就是找藉口推託：「最近很忙，再看看啦！」要不就說：「景氣不好下班要去兼差。」

　　這反反覆覆的溝通中，發現最有說服力的說詞是：「戒檳榔，好口氣，會更受女孩子歡迎。」這可是實話，並不是說紅唇族無法交女朋友，而是大多數的女孩子，對於乾淨的口腔確實比較有好感。就這樣以「異性相吸」的方式，終於找到六個「比較可能」參加的年輕成員。為了配合他們的期待，我們還特別告知他們：「要去的工作人員通通都是年輕美眉唷。」

面對課程終於要啟動了，更大的困難在於擔任「老師」或「小老師」的我們，並不了解他們跟檳榔間，為什麼愛得長相左右難分又難捨？雖然我們特別去臺北上了講師培訓課程，但「比較了解」跟「真的了解」，以及「不僅了解，還可以帶領戒檳」仍有相當大的落差。

為了更了解這個族群，我們特別請教曾長期食用檳榔的司機大哥。他告訴我們：「當整個大環境中，人人都吃檳榔，交換檳榔只是一種搏感情、交流情感的方式，要堅持不碰檳榔真的很困難；那似乎象徵，格格不入，不再跟這個團體打成一片。」

吃檳榔的朋友，明明清楚這個習慣對健康不好，家人也會勸戒，但習慣了咀嚼的口感，一旦停下來，真的渾身不對勁。一旦習慣養成了，似乎也就不完全是單純的「人際關係」考量了。當嘴巴空空的時候、經過檳榔攤的時候、遇到以往的朋友掏出一顆檳榔請你時，都不斷誘發心中的癮頭──沒關係，再吃一包就好。

念頭一冒出來，各式各樣的藉口都會出現，接著兵敗如山倒，進入了反彈性大嗑檳榔的惡性周期中，而我們發現，這其間所耗費的金錢，換算起來都可以買一台車了。

開課的那天，為了配合這些學員的工作時間，我們特別把場地跟時間，安排在他們比較方便的晚上，以及他們交通方便的 XX 國中。完成佈置之後，士氣高昂的我們滿心期待的等著學員來報到。

七點整開始上課，沒有人準時抵達。

過了十分鐘，第一個學員來了，身上的衣服沾滿灰色的粉塵。七點二十分，和第一個學員該說該聊的也談完了，其他的學員卻一個都沒有出現。

佈置完成的教室，只有一個學員在裡面，其他工作人員已經不知道要做什麼了，整個畫面顯得格外諷刺。

七點半，我決定走到最外面，「去看看到底發生什麼事情」。天色完全暗下來，文心站在校門外，著急的打電話找聯絡學員的「窗口」喬丹，但卻沒有回應。

七點四十，三台機車離我們遠遠的停在校門口，車上的年輕男性仔細一看，嘴上檳榔嚼個不停，那極度有可能是我們的學員啊。只不過他們一停車就開始聊天，後座的年輕女孩一個穿得比一個辣，車子完全沒有熄火，似乎只是在等同伴到，就要一起離去。

難道我們經心籌劃的團體，連第一次都還沒開始就壽

終正寢了嗎？我拉著文心手走上前去詢問，果不其然，一頭金髮的男生甩著長髮：「我們是聽喬丹說 XX 國中今晚有好康的活動，可是他沒有說要幹嘛，就只有要我們來，那現在是要幹嘛？」

「是跟檳榔有關的──」儘管文心說得保守，她話都還沒說完，跨坐機車上「呸」的一聲吐掉檳榔渣，順手點根菸抽的男生，毫不在乎直嚷嚷：「搞屁啊？我可沒有打算戒檳榔，我可以走了吧？」說完拉起後座辣妹的手緊緊環在腰上，催足油門呼嘯而去；這下另外兩台機車也一齊飆了出去。

不說好是「戒檳班」開課嗎？以為招募到「有意願」戒檳的年輕紅唇族，卻完全沒有意料到，過來晃晃，僅僅只是看在召集人的面子上，露個面捧個人場罷了？

陸續有幾個年輕人走來問，我們立刻熱烈的邀請他們進來，半哄半騙的把這些半信半疑搞不清楚狀況的帶進教室，而召集人喬丹卻尚未現身。

將近八點，課總是要上，整堂下來簡直令人崩潰，學員不是在玩手機、就是一聲不響就去外面抽菸、要不就是跟鄰桌哈拉搏感情，還有跑出去買飲料的。

　　八點半，又有幾名姍姍來遲的學員進來……

　　「瞎米？戒檳班？」調頭走人。

　　「不會吧？」看看工作人員，一臉的想翹頭又不好意思閃人。

　　事到如今，已經完全沒有任何期待，所有事前努力準備幾乎都派不上用場，那些令人惱怒的課堂態度，簡直難以忍受，腦海中全部都是「死小孩、死小孩、死小孩……」的聲音迴盪。

　　在給學員看影片的空檔，深呼吸再深呼吸，我仔細觀察他們，竟沒有一個人的衣服或褲子是乾淨的，上面都沾滿塵土或是油漆，他們的手掌因為工作中的髒污而黑漆漆。或許，他們的意興闌珊，來自於一整天辛勤工作後，只想跟女朋友聚聚，卻被要求要坐在教室裡聽課，如同幾年前的學校生活，真是沒趣又無聊之至！

　　決定放下自己準備的教材，直接跟他們聊聊他們的生活，試著理解「檳榔」在這當中扮演的角色。對他們而言，為了健康，卻得冒著在團體中成為異類的風險，是這個年紀的年輕人最不願意發生的。「罹病」的概念對他們來說，口腔癌雖然聽起來非常嚴重，但遙遠又模糊。同年齡的這

麼多朋友，吃了好幾年也沒有問題，「那我應該不會這麼
倒楣吧？」

　　殊不知口腔癌通常好發於中年，與檳榔食用有高度相
關。這個年齡層的患者，通常仍具生產力，並且有家庭老
小要照顧，卻因爲疾病的原因而不得不中斷工作，同時需
家人照料，治療後可能造成外觀的改變，對於個人的生活
品質有相當顯著的負面影響。當然，大多數的他們，年輕
時就有吃檳榔的習慣了。

　　接下來幾周，都要跟這群年輕人展開拉鋸戰，看來非
得卯起來先準備好自己。根據詳細的團體觀察紀錄，大家
腦力激盪出：阿崴看起來是最有意願的；高大的阿星似乎
很在意女朋友的看法；阿男說他本來檳榔就吃應酬的，所
以也不打算下次再來，但女朋友希望他戒掉；喬丹雖然身
爲召集人，但同時也是省話一哥，看不出來戒檳意願；長
得像哆啦 A 夢的阿豪，單純只是來湊人數，完全不知道
課程內容；阿漢公然唱反調，但看到口腔癌患者經驗分享
的影片時，眼神卻很專注；阿聖直接告訴我們他不想戒，
所以下次就不打算出席了；阿從雖然一副沒什麼大不了的
模樣，可是中途離席回來之後，還願意把問卷全部填完。

　　只要有人分享了吃檳榔的經驗，其他人就會開始吐他的槽。除了每周一次的團體以外，我們也遵照標準戒檳班教材的建議，週間要找時間關心學員的戒檳進度，並且適時鼓勵他們。平常時間打電話給學員，才發現幾乎沒有人會接手機，甚至還有人一開始就留媽媽的電話，那些少數願意接手機的，也是女朋友代接，並且特別聲明，男朋友上班時間不固定，正在休息，希望不要被打擾。

　　那些學員填寫完的資料，仔細一看，開始吃檳榔的年齡、吃了多久的檳榔、平常食用量都遠遠低於事實。反覆思考討論之後，我們決定善用團體動力，改變團體座位安排，讓可能促進團體進行的人坐在容易發言的位置，並且移除桌子的設置，免得他們剛好靠在桌子上睡覺或玩手機。

　　原以為第二週將會重複第一週的慘況，也做好了出席人數可能只有小貓兩三隻，沒想到七點才過沒多久，大家就陸續抵達了，除了一開始就說不會出席的阿聖以外，其他每個學員都到了。衛生所邀請了牙科醫師替這群年輕人進行口腔黏膜檢查，阿南臉色不大好看，悍然拒絕檢查，喬丹依舊沉默，其他完成篩檢的學員依序進入團體。

「其實要檢查的時候還是會有點怕啦，也是會擔心有什麼問題。」這是他們共同的緊張。大多數的他們都曾經歷過被粗纖維的檳榔渣磨傷口腔的經驗，然而即使受傷了，他們還是堅強的「換邊繼續吃」。

看到口腔黏膜病變的圖片與聽到口腔癌的治療與生活品質，學員們眼睛都瞪大了：

「怎麼會這麼可怕？」

「開刀之後，真的嘴巴會少一塊肉，變成這樣喔？」

「剛才影片裡面的真的是病人嗎？」

本來愛聽不聽的學員一個一個正襟危坐，每個人嘴上不說，但眼神都專注起來。

連結了與疾病的關係後，教導他們怎麼自我檢查以及預防方法。接下來的課程裡，改變一點一點的出現，先是遲到的人明顯減少以外，也很少人在玩手機，在課堂中要離座竟然還會舉手徵求同意，課堂中還會有人自願上台擔任助教。身為講師，從一開始被動接受他們的課堂態度，到發現他們會主動把手機轉靜音，甚至課堂中響起時會自己關機，這簡直就像做夢一樣。

到了最後一堂課，我也不確定這些轉變是否真的對他

們有幫助，但阿星在最後一堂課上課時，帶著靦腆笑容地告訴我們：「我已經一個星期都沒有吃檳榔了。」贏得全班「愛的鼓勵」加油打氣。

　　按照標準戒檳教材提供的戒檳策略，包括以其他有口感的食物替代、轉移注意力、正向對話等等，其實多數曾想要戒檳的成員都試過了。阿崴還告訴我們：「有時候會把檳榔的葉子拿掉，吃起來比較澀，口感不好就會不想吃。」他們所做過的嘗試，不論是否有被人注意到，我們都決定在最後一堂課，好好給他們肯定。

　　我們決定，不論他們有沒有達到自己一開始設定的目標，都要大大地肯定他們願意來參加團體的動機。所以大家絞盡腦汁，替每一位成員量身訂做一張特別的獎狀：最佳召集獎、最佳專注獎、最佳參與獎、最佳助教獎、全勤獎……有趣的是，每一個被點名的學員，都一反常態的安靜乖巧，請他們領獎，都還會害羞、要扭捏半天才紅著臉上台，靦腆的留下拍立得合影，讓他們帶著相片回去留念。

　　司機大哥最後請大家一起大合照，也讓我們當作紀念。這張照片裡面的每個成員，工作人員都笑開懷，而所

有學員，都有志一同帥氣的抿嘴微笑，絕對不露出他們的牙齒。

從第一堂課到最後一堂課，不變的是他們始終沾滿髒污的衣著跟皮膚，透露著每個人白天辛勤的勞動。這群年輕人，年齡在 20 歲上下，大多數從國中就開始食用檳榔，以勞力工作為主，下班或放假，有人會去跑陣頭。這群年輕人和絕大多數在我們身邊的人，成長背景不相同，未必有很長一段時光都是在學校中度過，工作是在清爽乾淨、有空調的空間裡。他們放輕鬆的方式，多半是抽根菸、來罐提神飲料、你請我或我請你來吃顆檳榔。

　　我們並不了解這群年輕人，但我們夾帶著知識，以專業之姿，企圖讓他們改變長久以來的習慣。「戒檳班」籌備之初，我以自己預期的方式在設計團體，以專業人員自居，在短時間內，意圖扭轉他們長期以來，為了適應環境所發展出來的「壞習慣」，卻從未站在他們的角度，關注「壞習慣」為什麼會發展出來。

　　坦白說，我並不認為短短的四堂團體課，可以讓他們

出現戲劇性的改變。然而，當試著理解他們的生活，理解他們習慣的互動方式，接納這種生活型態的各種可能時，那些屬於他們的特質與優勢逐漸彰顯出來。那些經常出現的吐槽跟唱反調，比起破壞課堂秩序，更可能是用他們習慣的溝通方式，或是用來掩飾心中擔心、維護面子的一種方式。

這群大孩子，他們在校時不是好學生、出了社會也不會是受矚目的中流砥柱，本來就少有獲得讚賞的機會，而若因為食用檳榔，再度被冠上「不良」習慣，致使他們直率、樸實、單純的態度，更少有被發現的時刻。或許他們未來還是會因還境因素繼續食用檳榔，但至少，他們曾被理解，並且開始思考，檳榔對於生活的必要性。

而對於我們，若非透過一次完整的團體，有一段時間觀察學員的轉變，與他們相處並試圖理解他們的言行。對於癌症篩檢的概念，仍會停留在「知識性的衛教」上，對於行為習慣與我們相差甚遠的族群，依舊會抱持異樣眼光，卻忽略了將他們的背景因素一起納入考量。

文 / 佩璇

國家圖書館出版品預行編目(CIP)資料

生死謎藏.3，紅色的小行李箱 / 黃勝堅，臺大醫
院金山分院醫療團隊作.-- 初版.-- 臺北市：
大塊文化，2014.04
　　面；　公分.--（care；31）
　　ISBN 978-986-213-520-4（平裝）

1.安寧照護 2.生命終期照護 3.文集

419.82507　　　　　　　　　　　　103004649

CARE
Good Care ,
Good Living

CARE
Good Care ,
Good Living

CARE
Good Care,
Good Living

CARE
Good Care ,
Good Living